U0218569

本研究受到国家社会科学基金项目（17CSH021）资助

# 癌症患者的疾痛故事

## 基于一所肿瘤医院的现象学研究

## The Story of Chinese Cancer Patients:
### A Phenomenological Study in a Tumor Hospital

涂　炯 ◎著

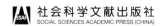

社会科学文献出版社
SOCIAL SCIENCES ACADEMIC PRESS (CHINA)

献给过去五年遇到的患者及其家人，祝所有人健康幸福！

# 序　言

在过去的五年，Z肿瘤医院一直是我的田野点。我和我的学生不间断地在医院的住院病房、门诊室、候诊厅、挂号大厅、医务科、会议室，跟不同的人聊天、做访谈。我们陪同患者看诊、做检查；跟家属聊天、提供安慰；跟随志愿者探访患者；也跟不同的医护人员交流、观摩他们的日常工作，甚至前往手术室观摩。也因为这些在医院的经历，我跟一些患者建立了深厚的情谊，在他们出院后我们也时常通过电话或微信保持联系。这也促使我后来去一些患者家探访，看他们从医院回家后的生活状态。这本书是这些年遇到的无数患者中一些人的故事，他们的故事也代表了很多癌症患者的经历。癌症患者的经历有诸多相似性，却也因家庭条件、社会角色、身份地位、所患疾病、病情发展的不同而不同。

在Z医院做研究的这些年也是我人生经历巨大成长和变化的五年。从一个刚毕业的博士，回国来到广州这个陌生的城市工作，以为随时会离开，却没想到一待就是五年。我也从一个人提着一只行李箱来到广州，到现在一大家人生活在这座城市。这本书的计划和写作拖了很长的时间。刚开始写作的时候，我的女儿刚出生不久，在完成这本书的时候她已经成长为一个幼儿园的小朋友。犹记得写作初期，几个月的小宝宝每天无时无刻不需要人的照护，在家我几乎无力进行任何写作，唯有躲到办公室的点滴时光，每天无数次骑着电动车往返于办公室和家之间，在喂奶和写作中调换频道。无助的小宝宝与身患癌症的重病患者一样，无时无刻不需要他人的关注和照护，但前者常常被认为是可爱的、天真的、需要家庭悉心关爱的，而后者却常常被当作是烦心的、劳累的、负赘的。然而，这些年迈的患癌的身体也曾经精心地呵护过一个个小宝宝健康长大。我遇到的很多老年患者在发现疾病前还在帮助他们成年的儿女照看孙辈。疾病让他们迅速从一个照护者变成一个被照护者，让人感慨唏嘘。

研究癌症患者的疾痛经历对我个人也影响极大。倾听患者的讲述让我常常感同身受，那些身体的疼痛难忍、发现疾病的惶恐、辗转难眠的担忧……这样的感同身受也拉近了我和患者的距离。因为很大一部分患者身患食管癌，在研究初期倾听他们发现疾病的故事，我也时常感觉自己喉咙不舒服，甚至打算去做胃镜检查。我的访谈对象则关切地询问我的情况，并鼓励我不要害怕检查，还以过来人的身份给我讲解他们发现癌症和应对治疗中各种检查的经历。后来我真的去做了胃镜检查，也证明自己的情况是很多医学生学医初期会经历的"疑病症"。学医的朋友笑称，他们当年每学一种病都会有人怀疑自己患了这种病。即便我明白了自己的"白担忧"和"不必要的检查"，也一点都不后悔，因为这样的经历让我的研究对象觉得我不是一个来研究他们的人，而是一个和他们有共同担忧和经历的人，甚至是一个需要他们来帮助和安抚的对象。

倾听患者的故事、与他们互动更给我的人生带来极大的震撼和启发。2017年，我跟随"造口"朋友们去参加病友联谊会，发现他们远比自己生活得精彩积极。疾病在带给人诸多苦难的同时，也让人更加珍惜生命的每一刻，于是人们在剩下的生命中抓住每一分每一秒尽情生活。在研究期间，我周围不少认识的亲友、同事、学生都经历了疾病事件，他们的经历更是深深地震撼我，让我看到生活中什么才是最重要的。我开始改变自己的生活方式，让周末真的成为陪伴孩子和家人的周末，也让外出看世界成为和工作同样重要的家庭年度安排。也真心地希望本书记录的癌症患者的故事能启发更多人的生活，不仅仅是患病的人，也包括那些并没有患病却遭遇人生困境的普通人。

最后需要感谢很多人对研究的帮助。首先是过去五年遇到的众多患者和他们的家人，没有他们的分享，我无法了解中国癌症患者的境遇，更没办法透过疾病理解人类的苦难。谢谢林伯与我和我的学生建立了多年深厚的情谊；也感谢杨姨、余叔、媛媛、婷婷及其他志愿者叔叔阿姨们带我走进"造口人"①的世界，虽然他们的故事并没有大篇幅地出现在这本书中。其次，要感谢引我进入Z医院做研究的程瑜老师、钟就娣护士长、张俊娥老师。在我读博期

———————————

①　造口人，是对排泄通道被切除的直肠癌、膀胱癌等患者的称呼。

间，就想要进入医院做田野，但遭遇重重困难无法进入。而在我刚回国，还未进入中山大学工作之前，有幸遇到程瑜老师并由他介绍我进入了Z医院做田野，这也成了我之后几年主要的田野点。更要感谢钟就娣护士长多年来对我的研究持续不断的帮助和支持，让Z医院成了一个理想的田野点。在Z医院做田野实现了我多年的研究心愿，也让我有机会去实践很多研究想法。也特别谢谢康璐、袁娟等护士的帮助，她们陪伴我和学生探访患者、邀请患者或家属跟我们做访谈。一项跨学科的研究在医院的开展更离不开医院管理层的包容和支持，在此特别感谢钱朝南院长，他对医学人文的推崇，他严谨、细致的为医为学态度，让我在医学面前心生敬畏，在使用医学词汇时慎之又慎。也谢谢Z医院的文处长、胡医生多次邀请我去给医院新员工做入职培训讲座，也正是在这样的场合，我从另一个角度来审视自己的研究，这些讲座中一次次提到的患者的故事在我脑中久久萦绕，迫使我自己挤出时间来将他们的故事付诸笔墨。

这本书的出版离不开所有曾参与研究的学生的付出：畅雨竹、亢歌、方婵、张纬松、黎子莹、李小雅、刘节、周惠容、张立、范卓、黄天瑜、习真、陈东莹、谢子琪、刘春成、罗佳佳、陈欣、甘莹、李家兴等等。他们在不同的时间因为不同的原因陪伴我前往Z医院做研究，协助收集资料，并做了详细的记录。他们的视角也启发我看到患者体验的不同面向。最后，感谢蔡禾老师为本书出版提供的帮助，感谢余成普老师多年来对我研究和写作的无私指导。也谢谢自我回国工作后给予帮助的诸位同事、学友，在此不一一列出。感谢我的家人，正是他们的付出让我有时间安心写作，完成此书。

涂 炯

2019 年 12 月 31 日

# 目　录

# 第一章
## 介绍：癌症患者的疾病历程

## 一 引言

下午到医务科，刚坐下没多久，门外有保安边跑边喊："×号楼大厅有病人跳楼了！"……走向×号楼，一路上依旧是熙熙攘攘，仿佛刚才保安喊的不是这家医院出的事故。患者及家属们的脚步依然是匆忙有序，仅有前面跑着的××和几位"身穿警服的人"在无声地告诉着我们×号楼出事了。进入×号楼二楼大厅，看向一楼的楼梯扶手旁已经站满了人。我们在楼梯栏杆旁的人群中穿梭，有两个女孩只往下看了一眼便迅速离开，我们趁空钻进了观察人群。

患者主要出血部位是头部，我甚至看不出性别。他（她）太瘦了，但是个子看起来很高，病号服下露出来的皮肤格外苍白。因为是高处坠落，他（她）的腿骨折内翻十分明显，身旁散落的是我在病区经常见到的几乎每位术后患者都会带着的袋子，但我分不清那是营养液袋，还是造口袋。

我清楚，肿瘤医院，这种地方每天都发生死亡，但跳楼死亡实在是太惨烈了。当两位"身穿警服的人"用类似棉袄的东西将死者的头和脚"兜起"，搬到旁边的担架上，盖上白布后又迅速地搬离现场；当事故现场只剩一摊快要凝结的血时，我的心态有些"崩溃"。这是全国排名靠前的肿瘤医院，是在声望如此之高的医院的×号楼门诊大厅啊，我们清楚这家医院的医疗水准和医疗费用，也大概明白进入这家医院的患者大多都"有救"，是什么让这位患者放弃生的希望和机会？病痛对病人身体和心灵的折磨到底有多大？癌痛，到底有多痛可以让一个人"坦然赴死"？以这样一种方式在大庭广众之下宣告死亡，其他患者看到会怎么想？……

作为旁观者，大多数时候我们清楚治疗过程，也能看到治疗效果，但治疗过程中病人的病痛体验，往往是我们忽略的一个重要方面。现在回想，死亡可能是这位患者自己早就想好了的结局吧，有时候死了比活着轻松，有些人活着，也早就没了生机，如果心已经死了，死亡对他们来说何尝不是一种解脱呢？选择死亡固然勇敢，而坚持与病魔做斗争也需要很大的勇气。（20190111TY 田野记录）

癌症是众病之王，被比喻为"黑色杀手"。人们常将癌症与如下一些词进行关联：恶性肿瘤、超级大病、束手无策、死亡、高额花费……人们谈癌色变，将癌症等同于死亡。然而仅仅几十年前，癌症在中国社会却是一个稀有名词，少有人知，也少有人被诊断为癌。即便是同样的病，被人们赋予的称呼却不同，食管癌是"哽食病"或"梗死病"，喉癌是长"蛾子"，女性的宫颈癌、子宫癌则为"不干净的病"。但随着人口的老龄化、致癌行为的增加，以及环境的恶化，癌症患者日益增多。癌症已成为全球发病和死亡的主要原因之一。2012 年全世界约有 1400 万新发癌症病例、820 万例癌症相关死亡。这一年中国癌症发病人数为306.5 万，约占全球发病人数的 1/5；癌症死亡人数为220.5 万，约占全球癌症死亡人数的 1/4。[①] 中国新增癌症病例在世界范围内高居第一位；在肝、食道、胃和肺等 4 部位恶性肿瘤中，中国新增病例和死亡人数均居世界首位。[②] 当下，癌症已成为中国最主要的死亡原因之一。与此同时，随着医学的发展，新型抗肿瘤药物的不断出现和治疗策略的优化，很多癌症患者往往能生存 5 年以上，癌症开始成为我国最大的慢性病之一。

癌症影响着我国越来越多的个人和家庭，且这种影响是长期的，如何理解这种影响？患癌对个体来说意味着什么？本章开头看到的惨烈事故为何会出现？Z 医院发生的自

---

[①] 新华每日电讯，2015，引自 http://news.xinhuanet.com/mrdx/2015 - 11/27/c_134860766.htm。

[②] World Health Organization："World Cancer Report 2014"，引自 http://www.iarc.fr/en/publications/books/wcr/wcr-order.php。

杀性事件近些年已不太多，尤其是在高层建筑的窗户都被锁定到只能半开之后。然而患者决绝地选择到没有窗户阻拦的×号楼大厅一跃而下，他（她）究竟经历了什么，让"赴死"成为一个比生更好的选择？

本书将目光聚焦于癌症患者的疾痛体验，从患者自身的视角来看癌症这一重大事件给个体及其家庭带来的影响。肿瘤疾病因为所处部位、发展时期的不同而有不同的进程和治疗预后，一些癌症是公众惯常认为的不治之症，一些则可以治疗、控制且预后良好，尤其是在发现的早期。在过去的几十年，癌症的治疗技术也取得了很大的发展，各种新的诊断技术和手段给癌症患者带来了新的希望，如靶向药物、分子生物治疗、精准医疗。伴随着治疗技术的发展，对很多人来说癌症变成了慢性疾病，患病的经历更是个体长期经历的慢性病历程：从疾病发现后的纠结，治疗的考虑和选择，治疗过程中与医疗机构、医务人员、药物等不停地打交道，到出院后持续的康复和护理。这些经历伴随着患者未来人生的所有时光。患癌后的人生是一个被多重因素所形塑的经历，这些经历和人生场景会给个体带来哪些身体上、情感上、经济上和社会关系上的影响？本书关注在宏大的疾病转型背景下，个体的微观体验和感受：伴随着疾病的发现、发展、治疗和康复整个过程中的疾痛体验，患者活生生的、复杂的患病经历。将患者的体验置于研究的中心意味着不仅仅关注患者在医院里的经历，也关注他们出院回家后的情况；不仅仅留意患者的"病人角色"，也关注疾病带来的生活问题。关注患者的体验也意味着注意患者如何处理不确定性、适应疾病带来的改变、应对他人的看法和避免疾病带来的污名。癌症患者的苦痛被社会广泛承认，癌症的治疗更是给患者的身体和心理带来巨大挑战。然而，生物医学往往只关心肿瘤的大小、恶性程度、治疗进展情况等，局限于对病的治疗。如何改善癌症患者的疾痛体验是当前正待研究和解决的问题。希望本书对患者体验的深入呈现能为改善中国癌症患者的疾痛体验有所启示。

## 二　癌症疾痛体验的社会学研究

在医学社会学里面，对癌症切身体验的研究十分丰富，且大多数研究都是嵌入在慢性疾痛体验/患病经历（illness experience）的框架中。疾痛体验是 20 世纪 80 年代以来西方医学社会学/人类学研究的热点。疾痛体验的研究从一种"局内人"的视角，关注病人自身的看法，同时，也更加强调病人的主体性和能动性（参见郇建立，2014）。医学社会学家和人类学家力图从亲历疾病的个人的视角来理解疾病及其带来的苦痛，这与医疗场域中主流的从医疗职业和医学的角度来看待疾病相反。两个视角的差异，也是 Mishler（1984）所谓的"生活世界的声音"和"医学的声音"之间的张力。因此，在详述癌症患者患病经历和疾痛体验之前，我们必须首先对疾病（disease）和疾痛（illness）这两个概念做区分：疾病是医生根据病理理论解释和重组疾病时提出或发明的概念；疾痛指的是种种鲜活的经验，是病人对疾病引起的身体异常和不适反应的切身感受（克莱曼，2010）。疾痛体验也包括病人对这些身体不适反应的评估：问题是否严重以及是否需要求助专业人员治疗，包括用所能接受的方式尝试对这些病理反应带来的困扰进行排查和解析；还包括患者自己对如何对付困难、解决实际生活问题的态度和看法。一般来说，经过生物医学训练的医生，往往从病人的经验中看到的是疾病。然而，疾痛才是给日常生活带来困扰的根源。回顾以往文献，疾痛体验研究主要有三个焦点：第一个是主体性（subjectivity），病人在了解了自身情况后，通过隐喻、认知的描述和身体形象来反思总结疾痛经历对于他们生命的意义，这部分研究通常讨论的焦点在于疾痛带来的污名、耻感和自我丧失；第二个是应对（coping）和策略（strategy），关注疾痛对于病人同社会关系尤其是亲近的社会关系的互动造成的负面影响，疾痛怎样使家庭和职业活动重组，以及患者的应对；疾痛体验研究的第三个焦点是疾痛体验和社会结构的互动，重点在于探索社会结构对于疾痛体验的影响（Pierret，2003）。因此，总的说来，疾痛体验的研究从微观的病人主体视角来诠释疾病对个人、家庭、社区乃至社会的影响，也观察这些个体经验如何受到医患互动、医疗体系、社会、政治和文化等诸多因素所形塑（Kleinman & Seeman，2000；McElroy & Jezewski，2000）。

本书重点关注作为一种慢性病的癌症带给人们的疾痛体验。随着癌症的高发，越来越多的人感受或经历癌症，人们对癌症的社会科学研究也逐渐增多。回顾癌症的社会学研究，Kerr等人（2018）发现，大多数研究围绕三个方面来展开：癌症患者的经历和身份认同；癌症的风险和责任；癌症生物临床相关的发展、政策和法规。此处则围绕和本书直接相关的第一部分内容"癌症患者的疾痛体验"展开。癌症作为"致命疾病"（mortal illness）（Conrad，1987）的社会建构给人留下令人心悸的诊断经历，让很多人第一次感觉到直面死亡的恐惧，遭遇"生存困境"（existential plight）（Lee，2008）。如癌症一类的慢性病相比于可以通过治疗进而全面康复的流行性疾病，在当今医学技术水平上仍无法根治，患者及其家庭大多只能通过治疗延缓和控制病情的发展，因此疾病一旦发生，便会带来个人生活永久的改变（Bury，1982；Power & Orto，2004）。不少研究关注到癌症给患者带来的身体、心理影响，自我认同的变化，以及患者做出的适应和应对策略。患癌后，个体感觉到生活受到限制和人生历程被打断（liminality and biographical disruption）（Cayless et al.，2010）；感受到自己熟悉的身份和认同受到威胁（Mathieson & Stam，1995）。癌症污名化的隐喻可能让患者的自我感到羞耻，因为之前道德的自我被一个邪恶的捕食者（癌）侵袭而丧失；这个入侵者是如此可怕以至于不能被言说，而是被当作一个强大的外来的要扩散全身的入侵者（Clarke，1992：115）。研究者也关注癌症治疗的体验，如很多患者对化疗痛苦的道德解读，认为忍受越大的痛苦会换来越好的治疗效果，然而这个观点与临床结果并不一定相符（Bell，2009）。癌症治疗及其不确定的存活率给人带来长期的影响，患者治疗后很长时间依旧需要持续地进行意义追寻（Andersen et al.，2008）。因此，不少研究探索患者为了达成恢复需做出的努力，关注患者个体或群体的疾病应对。从个体层面来看，患者术后会采取措施调整以适应新的自我（Crompvoets，2012），患者会学着与癌症相处/共存，虽然这个过程是动态起伏的（Towsley et al.，2007）。从集体层面来看，作为生存的策略，癌症患者群体（病友群体）可能会集体抗争社会给癌症赋予的污名以及身体的被异化（Radley & Bell，2007：386），不少研究因此涉及社会学常关注的支持群体，包括网上的支持群体（如 Vilhauer，2009）。在疾病的应对中，癌症也可能促成患者的个人成长或带来积极的改变（Solbraekke & Lorem，2016；Towsley et al.，2007）。此外，患者的疾痛体验受到诸多因素的影响，尤其是照护提供者，但这些扩展的研究并不在本书的核心，因此并未展开。总的来看，癌症患者的疾痛体验研究在国际学术界受到广泛关注并有大量研究，这些研究让社会学家从自己的学科视角为改善癌症的治疗和患者的体验提供了一份理解和批判性的智慧。

近年来癌症患者也越来越成为本土研究者关注的群体。在本土的社会文化环境和医疗体制中，中国癌症患者的疾痛经历也有和基于西方社会的癌症苦痛不一样的地方，如在中国社会近些年常见的因病致贫、因病返贫的事例中，癌症是一个典型的拖垮一家的大病（谭晓静，2018）。患者的体验也与中国的医疗体系安排息息相关，医疗资源的紧张让患者的治病历程进一步加重其苦痛（涂炯、钟就娣，2017）。此外，因为公众对癌症的认知问题，患癌消息的不告知、隐瞒（涂炯、梅笑，2019）和癌症的污名化问题也格外突出。研究发现，癌症所附带的污名不仅仅是公众对患者的污名，更是患者的自我污名，且呈现为自我污名和公众污名相互加强的状态（王娟娟，2017）。而癌症的治疗本身也给癌症患者带来诸多影响。研究发现，手术导致结直肠癌患者躯体观的异化；术后，患者不得不面对严重残破的躯体带来的一系列社会适应性和自我认同问题（龚霓、方芗，2016）；而食管癌手术由于忽视了身体与自我及身份的紧密关联，以身体为中心的癌症治疗手段反而割裂了人的社会身份和生命历程（涂炯、钟就娣，2017）。对于乳腺癌患者，患病经历使她们的身体、形象、个体认同和人际关系遭受破坏，必须付出持续的努力才可能回到相对正常的身体状态和亲密关系；即便如此，残缺之感也可能伴随终生（黄盈盈、鲍雨，2013；鲍雨、黄盈盈，2014）。当然疾痛体验不只是一种被动的感受，患者在接受疾病后果的同时也会积极解释自己的病因和疾病对自身的影响，这种解释也是患者应对被疾病中断的生命历程的方式（涂炯、程瑜，2016）。癌症患者的疾病应对还可能涉及"抱团取暖"的病友互助，病友团体中的"情性互惠"和"群体互惠"让患癌的个体收获认同感、归属感、社会奉献感、集体感等等（侯莹，2014）。基于此，有研究者专门从社会支持的角度看癌症患者的疾病应对（艾麦尔，2019；涂炯、周惠容，2019）。也有研究专门关注癌症晚期患者的疼痛体验，指出疼痛关切着患者的身心体验，也受身体、心理和生活空间等多重因素所形塑，并思考医务社工可以介入之处（王静，2016）。通过对晚期癌症病人苦痛的研究，研究者也指出在国内推广临终关怀的重要性（张庆宁、卞燕，2007）。总的来看，目前国内对癌症患者疾痛体验的研究还比较少，需要更多研究来发现疾病与自我、身份以及个体生命历程之间的微妙关系，尤其是对患者应对癌症的漫长历程的长期关注。通过过去五年对癌症患者疾痛经历的持续研究，希望本书对此有所补充。

# 三　研究方法：疾病现象学

本书选择现象学作为研究方法。在社会科学中，现象学的一个目标就是描述和澄清人类的主体经历。现象学的分析不是为了揭示背后的因果关系，而是从切身的经历入手来理清现象的意义（Giorgi，2005）。现象学认为本质就是现象。现象学力图理解现象本来的样子，虽然承认意义是文化赋予的，但现象学不是为了理解诠释，而是致力于超越文化来理解直接被体验的现象；现象学认为通过原始意识可以达到对现象直接的没有文化偏见的理解（陈向明，2000：34）。因此，现象学赋予经历首要的重要性，研究者感兴趣的是经历，但这是关于某事（现象）的经历，这些日常经历可以是一级活动（first-order activity）或者对该活动的二级心理和情感反应（记忆、后悔、欲望等等），因此研究者探究主观的经历，但它总是关于某事的主观经历（Smith，2013：33）。研究中，研究者按照现象被个体亲身经历和感受来研究现象本身（Smith et al.，2009）。

现象学的研究探究个体的主观经历，以及个体在经历特定事件时所创建的意义。它关注活生生的经历，关注人们生活在世界上的感受、思想和行动，这恰好提供了一个很好地理解疾痛体验的方法（Carel，2016）。Svenaeus（2009）认为健康如果被理解成是"像在家一样生活在这个世界上"（homelike Being-in-the-World），疾病则可以被理解为是一种"非家感觉的"（unhomelikeness），且有一个可以被识别的基本结构，这让我们可以去理解和谈论疾病。患病后身体和感受的直观变化是突出的，很容易成为一个引人注意的现象。而"回到事情本身"的现象学则是最好的理解人们直观经验的方式；超越医学对疾病的主流解释和理解，回到患者的直接经验中去，看患者切身经历的疾病（illness-as-lived）。因此现象学被广泛用于研究患者的疾痛体验（Benner，1994；Charmaz，1990）、身体感受（Zeiler，2010）以及家属的照护体验（Penner & Clement，2008；Crawford & Wilkinson，2019）等等。在医疗领域，理解疾病现象的复杂性和丰富性在临床中具有极大的实用价值。正如图姆斯（2000）所强调，在疾病事件中医患间深刻的隔阂在于"你只是观察，而我在体验！"，医生仅仅是观察，而病人是在体验，"观察"跟"体验"不一样。但患者的体验可以通过现象学来重现，因此，不少医务人员选择用现象学的方法来理解患者的疾病经历（Balls，2009：2）。现象学提供了一个严谨的、详细的描述，来呈现在医学和医疗实践中人们的日常经历和理解，也给医务人员提供了一种严谨的方法来检视医疗实践活动（Toombs，2001）。

现象学的方法是一种质性探究的方法，其资料收集方法要对人们的日常体验和经历，以及人们在此过程中的意义构造进行深入探究（Smith et al.，2009）。这意味着要从亲历者的角度来研究体验。现象学研究的参与者常常是那些直接经历所研究现象的人，方法的目的是获得直接的经验、感觉、信念。在具体资料收集中，现象学聚焦人们如何看待和谈论事物和事情，而不是按照先在的概念体系或标准来描述现象。研究中要注意整体性、情境性、关联性，不能孤立地看待问题，对现象要进行"深描"，以此揭示社会行为的实际发生过程以及事物中各种因素之间的复杂关系，描述越具体、越原汁原味，就越能呈现现象本身（陈向明，2000：34）。

在本书的研究中，研究者用民族志的方式进入田野点，除了观察，还主要以深度访谈的方式来获取人们直接的患病经历以及对自身经历所赋予的意义。访谈中，我们尽量让所访谈的患者及其家人自然地讲述自己的经历，并伴随着患者住院和出院的看病历程，多次访谈中还包括从他们刚发现疾病时的震惊、家属得知疾病后的纠结、患者和家人对治疗的考虑及选择，到治疗的经历和身体体验、对疾病的应对及意义追寻等等。研究者对研究对象的讲述并不做过多干涉，直到对患者追踪研究的后期，研究者根据研究对象前期的现象陈述，进一步进行半结构访谈，对一些议题和主题进行深入的挖掘，对一些细节进行确认并对研究对象讲述的现象背后的意义诠释进行探究。

除了沿用传统的深度访谈、观察以外，研究者也受亚瑟·弗兰克（Frank，1998）的启发将深度访谈和疾病叙事相结合。疾病叙事常常被理解为患者对他们的疾病以及疾病对生活影响的叙述；也包括患者家属关于疾病对家庭生活、患者与家人关系影响的叙述（Hawkins，1993）。凯博文也倡导用"病痛叙述"（illness narrative）来考察病人的患病经历，获取丰富的个案和活生生的经历（Kleinman，1988）。病痛叙事关注病人的主体经历和生活世界，实则体现了现象学的研究视角。弗兰克将现象学的视角往前推进，把疾病叙事不仅仅当作揭示疾病的生存经验，叙事本身也构成了患者的生存，对聆听者和讲述者都具有影响（Frank，1998）。笔者将这一点融入研究中，将在本书的第六章着重呈现。

在资料分析中，笔者以现象学方法为指导，通过将所获得的资料打破，提取其中的共同主题，以主题分析的方法对癌症患者的多维形象进行呈现。现象学方法本身根据不同的取向内部也有划分：描述性的现象学（受胡塞尔影响更多）和诠释性的现象学（受海德格尔影响更多）。两者都强调倾听参与者自己描述切身的体验，但前者要求研究者抛开自己的观点，尽量原汁原味地呈现参与者的描述；后者则允许研究者用自己的知识和观点来解读参与者讲述的经历中那些潜藏的观点和意义，从而更好地呈现参与者讲述的现象（Lopez & Willis，2004）。本书选择后一种研究取向，会对研究对象的讲述和经历进行解读，以更好地呈现中国癌症患者在特定医疗和社会场景下的经历。在分析中，研究者发现患者历时的体验变化，在组织材料时大致按照患者的疾病历程（illness trajectory）来呈现患者的疾痛经历，看患者在每一个阶段如何经历和理解他们的疾病。

## 四　田野的进入

从 2014 年 11 月至今，笔者的研究团队在 Z 医院进行田野调查。Z 医院是一家专门治疗肿瘤的三甲医院，成立于 1964 年，是国内四个最早建立的肿瘤医院之一。该院也是华南片区最大的综合肿瘤治疗、教学和研究的中心，拥有非常好的医疗技术和资源，吸引了来自全国各地的病人，甚至海外的患者。根据 2017 年该院医务科收集的资料，2016 年 Z 医院在职人数共有 2486 人，其中编制人数 1542 人，在编人数 1109 人；编制床位 1600 张，实有床位 1493

张。2016 年总诊疗人次数达到 840825 人次，其中门诊人次数为 836573 人次，急诊人次数为 4252 人次。出院者平均住院日为 6.18 天。

这些数据已经告诉我们 Z 医院是一所常常超负荷运转的大型医院。田野中，去医院走一圈，上午 10 点多的时候人非常多，是医院的高峰期，这个时候，几乎每一台机器前都有人在排队使用。整个医院显得异常忙碌拥挤，有听到叫号飞奔的患者家属，有推着装了药品的手推车的护士，也有推着轮椅上或病床上的患者转移的护工和家属。门诊室或病区门前，随时都有人原地等待，或一家老少，或夫妻成双，或独自前来，但是所有人的脸上看上去都带着一份紧张、焦虑、凝重。这种繁忙的景象一直要持续到下班前的最后时刻。

Z 医院收治各类癌症患者。在过去的几年中，笔者接触的癌症患者所患疾病包括：食管癌、肺癌、前列腺癌、膀胱癌、鼻咽癌……跟不同癌症患者的接触能感觉到他们的体验有诸多共同性，又各具差异。有的经历是所有癌症患者求医的历程中都会经历的，有的则与具体疾病及其治疗方法有关。研究者在 Z 医院胸科田野时间最长，接触最多的是该科的食管癌患者，因此本书主要围绕食管癌患者来考察癌症患者的疾痛体验。对某一类或几类癌症体验的探讨有助于了解癌症患者共同的苦难，但本书并不仅仅局限于食管癌患者，也夹杂着其他癌症患者的体验。与其他癌症相比，食管癌更经常被等同于死亡。食管癌是世界上第八大癌症，第六大致死的癌症，术后患者的存活率很低，死亡率占总发病人口的88%。[①] 我国食管癌的发病人数占全球每年新发食管癌人数的50%，死亡人数占全球食管癌死亡人数的49%。[②] 长年照顾癌症患者的医护人员认为食管癌患者是痛苦的癌症病人中尤其痛苦的一类，因此对食管癌患者疾痛体验的研究更能反映癌症患者经历的苦痛。

研究者第一次进入 Z 医院胸科的田野点时注意到，该科所在楼层是 U 形的，该楼层又分两个病区，分处 U 形楼层的两翼。两个分区由一条通向电梯的过道连接，过道两端各有一道门禁。过门而入，每个区内部又自成一个环形结构，护士台居于正中，前台正对着医生办公室，护士台后则是治疗室，围绕着护士台和治疗室是一个环形走廊，外围环绕分布着 16 间病房（见图 1-1）。

笔者在胸科病区长期做田野，最常见到的场景就是护士台前挤满的人：或是等待医生的患者，或是办理出入院的家属，或是处理住院病人各种事务的护士护工。更令人惊讶的场景则是病人每日仪式般的"绕圈"：围绕着病区的环形走廊行走，这是在狭窄的医疗空间为数不多的可以锻炼的方式。这一幕不仅给研究者留下深刻印象，也是患者及家属住院经历中不可磨灭的记忆："记得在医院治疗期

---

① World Health Organization. 2013. Globocan 2012: Estimated Cancer Incidence, Mortality and Prevalence Worldwide in 2012. International Agency for Research on Cancer（http://globocan. iarc. fr/Pages/fact_sheets_cancer. aspx）.

② Li, J. 2014. China the Hardest Hit by Global Surge in Cancer, Says WHO Report. *South China Morning Post*, http://www. scmp. com/news/china/article/1422475/china-hardest-hit-global-surge-cancer-says-who-report.

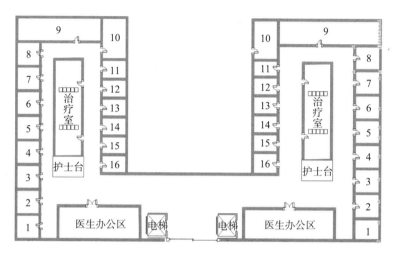

**图 1 - 1　Z 医院胸科病区分布**

间，手术后康复锻炼，父亲每天早晚都会在医院的走廊行
走一段时间，术后身体虚弱，身上带着辅助治疗的器械和
注射的针水，行走起来每一步都是那么辛苦、不便。许多
次默默注视父亲的背影，我都想起初中时读过的课文，朱
自清先生的《背影》，每一次都泪眼模糊。"（B 伯家人记
录）而随着田野的深入，笔者目睹着患者与医护人员的日
常互动，感受着他们如何体验自己的"病人角色"，如何日
日与治疗及术后异样的身体打交道，经历着患者和家属间
的情感冲突，这些都落成文字变成笔者和学生一起记下的
田野笔记。

　　在过去的五年间，笔者研究团队在 Z 医院，尤其是胸
科病区，观察科室里病人的日常，倾听患者及其家人讲述
他们的疾病和治疗经历。我们沿着疾病的治疗路径，尽可
能在患者入院后、术前、术后、出院前分别与患者（及其

家人）进行访谈或交谈，并观察记录他们的日常，以了解患者每一阶段的经历及对自己疾病的理解变化。有的患者不能追踪到出院后，笔者则借助医务人员的定期回访资料来了解患者出院后的情况。研究者不仅与患者本人交谈，也与家属、医务人员交流，参加医院的座谈会。在研究的后期，研究团队从医院扩展出去，追踪离院的患者及他们后续的生活情况。笔者组织了多次对患者家庭的探访，回到患者出院后生活的地方了解他们的近况，看他们归家后的生活。此外，后续的研究也从 Z 医院扩展开来，更广泛地去追寻更多癌症患者的经历。这些多重来源的资料会在本书中相互印证和丰富。

所有的访谈资料和观察记录都是根据研究小组成员调查结束当天的田野笔记整理而成。访谈内容包括患者对疾病和治疗经历的叙述、对自己生活经历的追溯，以及对个人与家庭和社会关系的反思。过去五年收集的田野材料累积了上千页，这些材料构成了本书的写作基础。全书对人名都做了匿名化处理以保护患者隐私，一些患者的故事原型，也经历过处理，有的甚至融入了其他类似癌症患者的经历，以减少可识别度，并加强对同类案例的可说明性。

## 五　本书的结构与安排：疾病轨迹

本书研究癌症患者的疾痛体验，观察疾病的出现给个体带来的影响，以及患者对此的理解和应对。全书沿着疾病（的发现和发展）轨迹（illness trajectory）来呈现患者的疾痛故事。"疾病轨迹"不仅仅指涉疾病发展的物理轨迹，还涉及疾病历程中所有与疾病相关的工作，包括疾病对人们（包括患者、家人、医务人员等）的影响，以及这些人之间的关系对患者疾病管理与处境的影响（Wiener & Dodd，1993）。书中展现患者从发现疾病、找寻病因、经历治疗、追寻意义到康复的整个历程。全书按照疾病轨迹的大致时间顺序来安排章节，也略过求医历程中的一些部分（如治疗选择的考虑），集中呈现患者视角下最重要的患病体验。

第一章介绍全书研究缘起、理论背景、现有研究及研究方法等信息。第二章讨论癌症患者的疾病告知问题。在当今中国社会的医疗实践中，广泛存在着患者，特别是重症患者被隐瞒病情的现象。患者对自身病情的了解情况直接关系着他们的疾痛体验。本章主要从患者和家属的视角来展示作为家庭内部事务的疾病告知，看不同角色对告知的考虑和背后的逻辑，以及疾病的告知实践如何影响患者的疾痛体验。第三章呈现癌症患者对自身疾病的解释。获知病情后，患者会不断地追问为什么的问题，在此过程中，他们反思自己的生活习惯、人生经历，并把它们与自己当前的疾病状态联系起来。本章关注食管癌患者对疾病的解释，以及在解释过程中如何应对疾病带来的影响。第四章关注患者的治疗历程及切身体验。本章以食管癌患者为例，研究食管癌及其治疗（食管癌切除术）给患者身体、自我和身份带来的影响。作为治疗方式的食管癌切除术虽能救命，但无法治愈患者身心的痛苦，有时反而使患者身体和生命历程进一步遭到破坏。第五章主要关注患者出院之后的生活。通过对患者归家后的追踪访谈，本章探讨患者回家后如何适应家庭和社区生活，如何经历新的冲突及断裂，或重新养成新的生活规律和维系平衡。第六章以一个癌症患者的个案来详细呈现患者从疾病发现到病后出院所经历的心路历程。虽然前面的章节大致按照时间顺序呈现了患者每一阶段的经历，但在患者心路历程方面缺少一些细节。本章则以一个癌症患者的案例，来总括性地探究患者如何应对疾病并找寻意义。第七章，总结全书，讨论理解患者经历的意义及重要性，并提出相应的政策建议和未来研究的展望。

当前少有对癌症患者体验的社会科学研究，关于癌症的现有研究中也常常忽视患者的声音。希望本书通过对癌

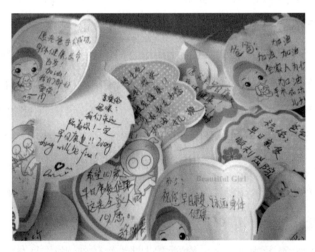

**图 1 – 2　Z 医院病区家属对患者康复的期盼留言（一）**

症患者切身体验的详细呈现，不仅能为医学社会学的研究增加新的内容，也能启发更多癌症患者应对疾病，并对改进医疗服务有所助益。

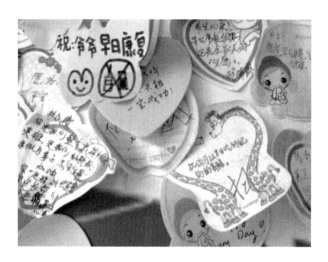

图1-3 Z医院病区家属对患者康复的期盼留言（二）

# 第二章
# 疾病的发现、告知与信息协商<sup>*</sup>

　　癌症病情的首次发现对大多数患者来说都来得突然。确诊之前的一段时间患者往往感觉不舒服，但把它当作普通疾病治疗，直到没有疗效才去医院检查，查出肿瘤或疑似肿瘤，并进一步到上级医院确诊。对于食管癌，其在早期并无显著症状，疾病的发现往往是因为患者在吃东西时感觉不同程度的吞咽困难。进食时的"梗阻感"、有点"挂丝"让之前浑然不觉的食管开始成为一日三餐都能感觉到的器官。患者的知识体系不同，发现身体不适时处于不同的场景中，对疾病的了解和症状的判断也有差异。很多患者误以为自己是咽炎、胃病、上火等常见疾病，并问诊于社区或本地医生。在没有适当检查设备的情况下，患者的问题也常常被当作常见疾病来治疗。直到情况没有好转，患者才去上级医疗机构进行检查，进而被确诊为食管癌。也有小部分患者在喉咙出现梗阻的时候就怀疑自己得了民间常说的"梗死病"，并瞒着家人不做检查不治疗，直到后

　　* 本章部分内容发表于《东南大学学报》（哲学社会科学版）2019 年第 5 期（涂炯、梅笑，2019），在此感谢梅笑的贡献。

来身体再也瞒不住了。即便这样，最后确诊还是让大多数患者心理震惊："太突然了"、"完全没有征兆"、"没有准备"。患者的讲述反映了食管癌的诊断给他们带来的情绪混乱和不安。疾病对患者生命历程的打乱就从他们感觉到吞咽问题，意识到可能是食管癌，或者从被正式诊断为癌症开始。

癌症的确诊让患者及其家人的生活突然被划分为癌症前正常的生活和癌症后被改变的生活。有意思的是，在癌症确诊的早期甚至整个治疗过程中，很多患者被一定程度上隐瞒了病情。Z医院的患者往往在下级医院被确诊为或被怀疑是肿瘤，患者进而来此寻求确切的诊断和治疗。研究期间，笔者发现，在门诊中，家属常代替患者来问诊，即便患者一起前来，也常会在医生问诊完后被要求到门外等候，留下家属，由医生告知病情。在Z医院住院病区，笔者的研究团队对患者的访谈常常无法进行或由家属代替完成，一个主要原因也是因为家属尚未告知患者病情，并暂时不想告知患者；此外，如果同病房的几位患者中有一位尚未被告知癌症病情，在该病房的访谈就难以开展，或需要在病房外面进行。在Z医院，所有人使用的语言也极其讲究，患者和家属常常回避"癌"字，而用"肺可能有那个"、"食管不舒服"之类的模糊语言来指代特定的癌症。医生同患者及其家属的交流中，也用"肿块"、"肿物"、"包块"等词语来代替癌症，在与其他医护人员交流或者在病历上做记录时则常用英文缩写来隐晦地表达癌症。医院上下各种标识也避免使用"癌"字，医院简称"肿瘤医院"，各种宣传栏介绍的是具体肿瘤的信息，患者床头标注患者个人信息的小卡片上，患有右肺癌症的患者病情栏会被写为"右上肺肿物"。进入院区，整个气氛笼罩着一层神秘色彩。

本章关注在疾病刚刚被诊断时患者的经历，即他们是否并如何获知自己的病情。在中国医疗场景下，如癌症一样的重病告知是如何发生的，这中间有什么样的逻辑和价值观念？本章主要分析家属和患者之间疾病告知的协商和考虑，以及这中间的情感和伦理关系，医务人员的告知不是分析的核心，尽管也纳入考虑之中。

# 一　疾病告知和患者自主权

医学伦理中最重要的一条就是那些接受治疗的人需要对治疗知情同意，而这涉及一个前提，即患者对自己病情的知晓。对病情的知晓也关系着患者自主权的实践。在西方国家，患者自主权的概念主要是通过 19 世纪末期及之后的一系列临床司法案例逐渐确立起来的。第二次世界大战之后，1947 年的《纽伦堡法典》、1964 年的《赫尔辛基宣言》及在西方社会兴起的公民权利运动和患者权利运动，共同促成了知情同意原则的广泛传播和应用。患者根据本人的价值观和信仰对自己所接受的医疗服务做出自由决定，被普遍认为是维护患者个人尊严的重要举措（Rathor，

Shah & Hasmoni，2016）。通常认为，自主权包含两个方面，一是知情权，即患者有权知晓自身病情的诊断结论、治疗方案、预后等真实信息；二是决策权，即患者在知情的前提下，根据自己的意志做出与治疗相关的决定（Beauchamp & Childress，2012）。在医疗实践中，"知情同意"（informed consent）的原则反映了患者自主权的这两个核心内容，是保障患者自主权的最重要手段之一。一般来说，精神正常的成年患者本人是知情同意的权利主体。对于丧失行为能力的患者或未成年患者，知情同意权则由其法定代理人或监护人行使（董平平、王丽宇，2011）。

随着医疗体系的现代化，知情同意和患者自主权被引入我国的医疗体系。尽管医疗实践中知情同意已经普及，但这项基于患者自主权的原则在实践中有所差异。患者在多大程度上知情、是家属知情还是患者知情、医生告知到什么程度等等都根据个人病情的不同、医疗机构的不同、患者的特点（受教育程度、性别、地位等）、家庭关系、医生的偏好，以及医患交流的特定场景而有所差异（Weitz，2006：351－352）。文化的刻板印象和很多学术研究（Pang，1999；Fan & Li，2004）都告诉我们，中国社会在面对如癌症一样的重病或绝症时，患者常被隐瞒病情，医生对疾病告诉的对象是家属而不是患者，然后由家属决定是否告知患者。当然疾病的不告知或通过家人间接告知的实践不是中国社会独有的，也发生在其他很多国家和地区（Gongal et al.，2006；Moberireek et al.，2008），尤其是那些家庭和社区观念重的地方。而在西方社会，直接对患者的疾病告知也不是历来如此，如在美国 20 世纪 60 年代，医生主流的态度还是对患者隐瞒或不直接告知病情。直到 70 年代，在对患者自主权的强调下，疾病告知才经历了变革。近些年，世界各地对癌症的告知变得越来越开放，但地区差异仍然存在（Surbone，2004）。

在解释中国医疗场景下重疾的不告知时，很多研究者认为，疾病告知实践及其背后的自主原则与本土文化的适配度不足（董平平、王丽宇，2011；Tse，Chong & Fok，2003；朱伟，2007；张英涛、孙福川，2004），其中中国特有的"家文化"是最重要的影响因素。这些研究认为，患者自主权在不同的社会和文化环境中，嵌于不同的社会关系和价值体系。在西方社会，患者的自主权掌握在病人自己手中，这与西方社会的个人主义传统有着密切关系；而在中国和其他家庭观念较重、家庭关系亲密的社会，自主权的主体通常是家庭，而不是个人（Fan & Li，2004）。也有学者对此持相反的意见，如聂精保（Nie，2011）认为用文化差异来解释中国的疾病不告知和西方的告知是有问题的。通过回顾古代典籍和文化思想，他指出，与常人认为的疾病告知同中国文化不合相反，中国历史上有一个医疗真相告知的传统；即便基于患者个人权利和自主的真相告知跟当下中国文化不合，道德责任也促使我们需要改变当下中国主流实践的不告知或者通过家人间接告知患者。

在对中国的疾病告知研究中，除了文化差异和伦理分析之外，少有研究从社会学的角度来具体分析疾病告知的实践：告知过程如何进行、对谁告知、告知多少、什么时候告知、患病历程中告知的变化等等。此外，面对疾病的发生和发展，不同角色参与者对告知疾病诊断、病情发展及预后的各自想法，以及这些角色在实践中如何协商、平衡或冲突，这些密切关系着患者的疾痛体验，也是本章要探讨的内容。

## 二　家属对病情的告知考虑及隐瞒倾向

　　Z医院的医务人员分析，在该院的肿瘤患者中，10%的人可能被明确告知病情，50%左右可能被告知一半，20%～30%可能被告知一点点，10%～20%的人则被完全隐瞒。如何理解这样一个告知分布？

　　家庭一直是中国疾病事件的中心，从病后的寻医问药、医疗费用承担，到疾病的告知和治疗决策，这些都围绕家庭而展开。在家庭中，癌症的发现常常伴随着在患者面前的隐瞒和沉默。家庭需要根据患者的情况决定是否告知患者病情，什么时候告知，以及多大程度上告知。公众大多"谈癌色变"，认为"癌症"这样的词语给人带来绝望和死亡的感觉。一般人们认为，告知癌症的病情会给患者带来痛苦、抑郁、愤怒以及希望的丧失，会影响患者的心态和生活质量。因此患者家庭常对患者隐瞒病情，甚至对患者撒"善意的谎言"。在Z医院门诊中，常遇到家属代替患者来门诊咨询，医生也习惯了家属代重病患者的问诊。即使患者和家属一同前来门诊，家属或医生也常会在诊断结束、要对病情做总结时请患者到门外等待，留下家属单独了解诊断结果。在一次门诊观察中（20151030TJ），一位老年患者的儿子在诊室中小声对医生说"他其实也不知道很多情况，没告诉他"，患者确实一脸担心、紧张、心事重重的样子。医生在诊断完毕后，配合地说："让老人家去外面坐会，留一个人在这边开检查单就好。"等患者出门，医生才告诉患者的儿子具体病情。笔者问患者的儿子为什么没告诉父亲，他说，父亲血压不稳定、脾气暴躁、情绪也不稳定，所以没给他说明，只是告诉他肺里有炎症。另一位代替患肺癌的66岁母亲来看门诊的女性提到母亲患病一年半来肿瘤增大了2毫米，这一年多一直没告诉母亲病情，因为她体质不好，有冠心病、高血压，十几年了，心脏不好，心理承受力差。还有不少家属表示告不告诉患者病情主要取决于患者的心态，觉得心态好的就更倾向于告知病情，心态不好的就会选择隐瞒。家人在做告知的决策时，常常根据他们对患者性格、身体、心理状况的了解而做出考虑，并不是盲目地采取保护主义。

同样在住院病区，很多患者入院时只被家人告知说"肺部有点问题"或"喉咙有些问题"。患者家人表示："瞒着不让他知道是怕他知道了会想太多。像我爸他就是经常会幻想，自己怎么样怎么样。我们就觉得还是不要告诉他。所以他不知道具体是什么问题，只是知道有问题。"

（20160127LJ）"到现在也没有告诉。就因为我们检查的是早期的，因为我们检查出来早期就不用化疗、放疗，所以我们就跟他讲说是有一个异物。然后就说如果再发展的话，就可能会有一点点癌变，（这样）他的心理负担就不会太大……"（20190906YZ）病后的患者常常被认为不具有完全行为能力或自主决定能力，尤其是重病的孩子或老人。隐瞒病情很多时候是出于对患者应对癌症心态的担忧。民间和网络上流传着癌症患者不知道病情而正常生活，反而活得更好更长的故事。家属也会讲述一些身边的故事，比如那些获知患癌后心理受到打击反而不利于治疗的例子。患者家属常提到癌症是"三分治疗、七分心理"，认为心态对身体健康有巨大影响。隐瞒或把病情往轻了说是为了维持患者积极乐观的心态，从而有利于治疗和康复。

疾病的诊断伴随着无尽的焦虑，这种焦虑不仅体现在患者身上，还体现在获知病情的家属身上。癌症常被认为是"花再多的钱都治不好的病"，更是让人"遭受磨难的病"。癌症的发现给人带来各种情感上的反应：混乱、绝望、焦虑、害怕等等。不少家属表示"我自己都没完全接受这个事，不知道怎么说"。对家属来说，亲人癌症病情的诊断是一个令人震惊的消息，"就是那种为什么被我们踩中了，就好像有一点很难以相信的感觉"（20190906YZ）。获知病情后，家属还在怀疑和惊恐中，他们需要时间来调整自己的情绪，来思考下一步要做的事情，因此，不会立即把这些怀疑和惊恐转移给年迈的患者。思考是否告知患者病情的过程，也是家属去了解癌症，并说服自己接受家人罹患癌症的过程。即使癌症的病情被确诊了一段时间，患者家人也常常不愿主动提起，"似乎放在那不说，大家都忘记了"（20160203TJ）。暂时躲避疾病、避免谈论疾病是很多家属的应激反应。一位患者的家属就直接表示："其实隐瞒病情，不是在欺骗患者，不过是欺骗自己罢了"（20160830GY）。面对重症，家属也需要时间来接受疾病可能的后果（包括死亡）。有研究就指出，家属欺骗患者或在患者面前保持沉默，其实是家属在保护自身免于死亡带来的恐惧（Candib，2002）。

## 三 患者的意愿：对信息需求的增加

家属对患者隐瞒病情，强调对患者的保护，避免伤害到患者。然而，笔者接触到的绝大多数患者都渴望在一定程度上了解自己的病情。基于台湾（Wang et al.，2004）和香港（Tse，Chong & Fok，2003）地区的研究发现，绝大多数癌症患者希望被告知他们病情的真实情况。在内地城市开展的一些小规模调查也表明，大多数癌症患者都希望被告知真实病情（高柏青、邹德莉、杨力敏，2006；黄雪薇、王秀丽、张瑛，2001；贾艳岭等，2014；Jiang et al.，2007）。虽然我们有不少的调查数据，但它无法让我们看到数据背后患者的具体想法。作为疾病的亲历者，患者自己如何想，想或不想知道病情背后的考虑是什么？下面则以三位患者的例子来呈现患者的视角：

　　L 伯（男，66 岁，食管癌）感觉不舒服就到家乡的医院检查。L 伯的同学是该医院的医生。检查结果出来后，这位医生悄悄联系了 L 伯的儿子，告诉他，L 伯情况严重，为避免他不配合治疗，建议不要告诉他病情，并建议到 G 市来治疗。从医院出来后，L 伯一家与医生一起吃饭，L 伯在饭桌上就怀疑起自己的病情，要求直接看检查报告，并威胁说如果不让他知道病情，哪里的治疗都不去。儿子没办法只好给他看了检查报告。L 伯表示，作为病人他应该要知道自己得了什么病，到了什么阶段了，接下来会采取什么样的治疗方案，以及不同治疗方案可能遇到的问题。L 伯觉得病人需要被告知自己的病情，这样才有心理准备，也才可以安排自己的时间和生活。

　　H 伯（男，60 岁，肺癌）刚住进 Z 医院时，其女儿在访谈前，专门嘱咐研究人员不要谈"癌"或"肿瘤"，因为父亲还不知道自己的病情，以为是通过手术就能解决的小毛病。H 伯自己也说："这样的事知道得越少越好"，看得出他对自己的病情有疑虑，但又害怕知道真相。在接下来的几天里，每次研究人员在 H 伯的病房与其他患者做访谈时，H 伯总是认真观察并专心聆听访谈内容，看得出他对自己的病情也有想了解的意愿。手术前两天，H伯的女儿对研究人员说："（父亲）在家是一个非常精明的人，到了这边变成小孩子似的，我瞒住病情，说什么他都信了。"术后第一天，H伯表示他刻意叫子女不要将所有事情告诉他，他认为知道得越少越好。刚做完手术的他，面对恢复的不确定，心里想知道的或许只是积极的信息。一直到出院前，H伯的女儿依旧没有直接对父亲说过他的病情，但H伯多多少少已经知晓了自己的情况。

第一次在科室见到N伯（男，59岁，食管癌），他就显得很焦急。陪伴他从湖南来G市治疗的儿女不给他看检查报告，也不告诉他具体病情。跟他聊天前，其女儿出来嘱咐研究人员不要说"癌"字，因为他们没有告诉父亲他得的是癌症。N伯认为自己的病是小问题，只是一个月前有几天吃饭时胸腔内有点疼，他认为是家人把小事扩大化了。N伯很想知道之前活检的结果，然后自己决定是否继续治疗。他担心有些治疗本身对身体的伤害更大，认为如果疾病不是恶性的，不用治疗。当了20年村干部的N伯有强烈的意愿了解自己的病情，并掌控治疗。他曾当着研究人员的面大声责备儿女什么都不告诉他。因为不知道自己的病情，N伯对检查和治疗接受程度极低，抱怨检查太痛苦。过了两周，听科室医务人员说，N伯怀疑所有的治疗手段，坚决要求出院，回老家了。

　　三位患者生病后，对了解自己病情的表现有所不同，但也有相似之处。L伯自己去见医生，并主动要求知道自己病情，面对家人的犹豫，他以不去治疗相威胁，强迫家人告知，还曾劝说过其他家属告知患者病情。H伯对了解疾病信息表现出模糊的态度，儿女没有告诉他，他自己也说不想知道那么多，但是各种表情和动作都显示他试图去收集关于自己疾病的信息，想知道又自欺欺人地不想知道那么多或者只想知道积极的信息，到最后出院前对自己病情多多少少还是有所了解，并且表示出院后不告诉外人，怕影响社会关系。N伯从入院到出院自始至终都在要求了解疾病的信息，想自己掌控病情和治疗选择，但儿女一直坚持不告诉他，N伯变得急躁，最后自己拒绝治疗并强制出院。三位患者都或多或少想知道自己的病情，只是表现的激烈程度不同，想知道的程度也不一样。患者是否愿意以及多大程度上想了解自己的病情受到很多因素的影响，包括个人对自我能力的判断（受过较好教育的L伯的自信）、自我决策的决心（当了20年村干部的N伯对自主的要求）、家庭关系（一直务农的H伯在心理和经济上对女儿的依赖）等。

　　在大多数访谈中，患者对自己疾病信息的需求都有所提及。不少患者对获知自己的病情表现出很坦然的态度："迟早都要知道的，知道了省得自己一个人在那瞎想"（20151226FC）；"我觉得教授把详细病情告知自己，自己心里会更放心一些"（20160324KG）。了解自己的病情可以让患者对未知的焦虑和恐惧减少，也让他们可以做好准备应对病情的发展和治疗。家属"重点保护"的老年人在访谈中也大多表现出很"看得开"的态度。"当时家里人不愿意说，他们越不愿意说，我就越觉得情况不好，后来孩子就直接告诉我了。他们当时不告诉我也是怕我知道了以后心态不好。我倒觉得生老病死是一个过程，也没什么"（20160324LJ）。疾病告知给了患者综合各种因素来自主决定是否以及如何治疗的机会，让他们可以把握和安排自己的人生。正如一位患者所说："我特别想了解自己的病情，好做一些计划……像我现在开公司，我要不要放弃公司呢？要不要写遗嘱呢？要不要去公园里面去做那个什么功呢？"（20161115ZL）患者明确地表达出自主的意愿，而这样的意愿往往和家属对患者疾病信息的隐瞒构成冲突。

当然也有不少患者在突然获知疾病的时候感到难以接受。谭晓静（2018）对 100 个农村癌症家庭的调查显示，确诊后，有 12 位患者被直接告知为癌症，其表现为：非常恐惧，准备跳江；一家人大哭不止；情绪低落；很害怕，极度伤心，瘫倒在地。有 13 位患者没有被直接告知病情，但自己认为是癌症，表现为忧愁、害怕、一家人哭。在 Z 医院的调查也显示，一些患者突然获知疾病后充满了担忧，有患者知道病情后不吃不睡，心情不好，但随着时间推移，患者对疾病的事实开始接受，并能更好地应对疾病："这些事情知道了，谁都会不舒服，会怕，正常人也怕。但就要医（治）啊，要调整心态。"（20160325FC）"我们也这么大岁数了，说不担心那是假的，但我们自己不能悲观，情

绪好了才能好更快。"（20190117TY）患者对病情的接受程
度与他们所处的经济社会地位和家庭权力关系有关。患者
如果能够获得较多的家庭支持或者经济条件较好，往往能
更加坦然地接受有关自己疾病的信息。获知病情后，若有
家属的积极支持及较好的经济保障，患者往往也能较好地
调整情绪以应对接下来的治疗。

## 四　告知的协商、变化及影响

从上面三个患者的例子也可以看到，患者与家属对知
情权的争夺面临不确定的结果，而且是一个不断发展变化
的过程。癌症病情的不告知现象在初诊患者或刚入院的患
者中尤其明显。然而，随着病情的发展和治疗的推进，一
些家属的告知态度会发生变化。很多家属会考虑在特定的
时候告知患者，特别是手术前、手术后和临终安排后事的
时候。"一开始不想告诉她，也是一直瞒着，告诉她后多少
对心情有影响，后来要做手术了就不得不跟她说……"
（20160325LJ）；"一开始想过隐瞒，怕心态问题，后来发现
隐瞒不了，他自己也知道肺里有肿瘤，结果也会看到"
（20160324KG）。入院后，通过与他人的交流，患者渐渐对
自己的病情有了更多的了解，很多家属都表示因为瞒不住
了，所以向患者告知病情。即便没被直接告知，患者（如
H伯）也会自行猜测病情。正如一位患者表示："懂的有懂
的负担，不懂的有不懂的负担。我妈当时去世的时候就说，

其实她早就知道了，一听扩散这种字眼就明白了。你瞒着她，她也瞒着你，知道你是不想让她知道。我妈妈很坚强的。所以（现在我生病了）我也不怕，不隐瞒，躲不掉的。而且我会上网，百度一下就知道了"（20151120LJ）。其他患者也提到他们可以通过多种渠道和方式获知病情：与朋友聊天，阅读书籍，观察家人的表情，查看检查结果、化验单和报告，阅读病区走廊的科普栏等。疾病告知的过程涉及患者和家属之间不断的协商。如 L 伯不被告知病情就拒绝去医院治疗。家属为了让患者配合治疗才选择告知。"因为发现的时候不算晚，所以回家之后就直接告诉她了。因为需要准备做手术，老人知道也好……"（20190818 – 02YZ）如果疾病是早期，为了让患者配合尽快治疗就倾向于告知，而"这个要看具体情况的，如果不告诉就不配合的那种真的要告诉，但我妈还比较听话一点，也很相信我们说的（因此继续隐瞒）"（20190818 – 01YZ）。

关于疾病的告知，告知的详细程度和方式也值得关注。从上面三个患者的案例可以看到，每个人对病情的需求程度不一样，一些患者希望能够对自己的病情享有全面的掌握（包括了解详细的治疗方案），而另一些患者只想知道其中的某一些信息（如自己得了什么病）。大多数家属在告知患者病情时也会视病情而定。如果是癌症早期或者预后好，家属更倾向于多告知一些。但如果是癌症晚期或情况复杂，家属即使告知也会有所保留。在告知的方式中，大多数患者家庭其实并没有直接对患者说明病情，而是在沉默中彼此心照不宣地就都知道了大致的病情，或者用委婉的方式告知患者病情："最开始我没有（告知），因为我父亲是一个军人，他绝对不敢去面对这一点的。我当时就是跟他说，我说可能食管里面有一个疖子，像一个疮一样，我说可能要去那边医院做一个手术，微创……其实当我带他来医院时，他就知道了，我知道他知道的。他说这是肿瘤医院，我说对，我说肿瘤也分恶性跟良性；他说不过医院还是很专业的……后来我就跟他说不管什么事情，'病从浅中医'，我说有手术能做对于我们来说还是一个好结果。"（20191008YZ）患者和家属互相不说透，但双方都明白，且互相鼓励，这在不少患者及家属的叙述中已是最好的告知方式了。被访者提及告知最好由"最亲近的"、"最信任的"、能"同甘共苦"的人来说，并且"要给他信心"、一同面对困苦。"刚开始不知道，我们瞒着她呢，后来慢慢地才告诉了。一般都不会马上告诉老人，都是先瞒一瞒，之后慢慢地渗透……（告诉她后）我们就安慰她呗，她就一直哭，我们就把她的情况稍微往轻了说，然后跟她说'肯定能好'、'发现得早没事啊'之类的……"（20190815YZ）在人们的叙述中，告知要慢慢渗透，且要伴随着及时的安慰和鼓励，才能避免带来伤害。

在疾病的历程中，患者和家属就信息告知的协商会伴随着疾病的发展持续下去。随着时间的推移，患者可能获取更多的信息，但病情的加重也可能让一些家属从选择分享病情到后来极力隐瞒，使患者逐渐失去了知情权。在一次门诊中，一家三口来复查并寻求继续治疗，五十多岁的患者（丈夫）明显了解一年多前被确诊的肺癌病情，他表情担忧，不断向医生询问各种问题。当医生问诊结束开处方时，妻子强行推着丈夫离开诊室，留下二十多岁的儿子在诊室继续向医生打听："父亲这个情况，又化疗又吃中药，还能活多久？"（20160111TJ 田野观察）随着病情加重，家属考虑到患者身体情况越来越差，开始对患者隐瞒部分病情。在此过程中，患者也从拥有知情权，到后来被迫失去了（部分）知情权。对于很多家属来说，即使告知了患者病情，是否要将治疗方案、治疗风险、预期寿命、花费等告知患者依然是需要不断斟酌的问题。在癌症早期或治疗效果比较好的情况下，家属倾向于多告知一些；在癌症晚期或病情复杂、预后不好的情况下，家属告知患者病情时则有所保留。有的家庭甚至坚持对患者隐瞒到底，觉得让患者轻松面对生活、没有恐惧地度过人生最后的时光是最好的选择，无论患者自己是否有意愿知晓。

然而对病情的隐瞒或不告知可能带来很多不利的影响。Z 医院的一位有十多年癌症护理经验的护士长 Z 表示，"有的不告知，有文化的也会去听去了解去看，自己也能猜到，猜到其实对心理的影响比家人直接告诉更差；而没文化的患者，常常不被告知，也会猜"（20161218TJ）。"猜到其实对心理的影响比家人直接告诉更差"，也在笔者的研究中不断被验证。家属在开始阶段对患者隐瞒病情，甚至撒"善意的谎言"，这容易给患者太高的期望，导致之后发现真实病情和面对身体状况变差时的无法理解、失望无助。此外，隐瞒病情有随时被发现的风险，而一旦被发现则会导致患者和家属间更多的不信任。"我说（的话）没有用。因为他不信我的话，有例子他才信，然后医生、教授说他才安心。我们和他说，他不说话……"（20190731-02YZ）患者因为感到被欺骗而变得紧张多疑，在治疗中更愿意信医生的话，而不信家人"善意的谎言"。不告知也让患者更有隔离和遗弃感。在研究中发现，一个孙子陪78岁的奶奶住院，孙子小心翼翼地不让我们在患者面前多提病情，表示"没告诉她，怕她害怕，告诉她也没意义"，因为马上要做手术了，想让奶奶安心。而这样的隐瞒让老人并没有为接下来的手术和疼痛做好准备，术后身体痛苦才获知了病情，老人有极强的被欺骗感。"她就骂我是个大骗子，说再也不相信我了。"（20151226FC）另一位被访者的母亲也是术后才获知病情，"骂我们说这么大的事不跟她说，（自己）要是死了都不知道怎么死的。"（20190818-01YZ）对疾病的不知晓，让患者没法掌控自己身体的情况，在没有准备的情况下，患者应对手术以及术后漫长的康复历程很容易出现问题，有的甚至在担心害怕中拒绝后续治疗（如N伯强制出院）。剥夺患者知晓的权利，把他当作和其他人不一样而区别对待，就是一个"他者化"（othering）的过程。看起来是保护患者的行为在他者化的过程中其实加剧了患者被主宰的弱势地位。

不告知也给家属带来更多压力。田野调查中，家属常常在跟笔者说到病情时，眼睛变红、流泪。由于无法与患者进行充分的沟通和交流，家属需要独自承担日常照料、经济和心理的多重压力。在很多情况下，不告知病情让癌症患者和家属没有为可能出现的最坏结果（如死亡）做好准备，从而留下遗憾。在研究人员长期追踪的患者家庭中，有些子女由于没有告诉父母病情，在父母去世后内心深感遗憾，后悔错过了帮家人实现未尽心愿的机会。

## 五 讨论和结语：在"保护"与<br>"伤害"之间

肿瘤患者对病情的知晓情况与他们的病痛体验密切相关，因此了解患者及家属对疾病告知的相关态度和意愿是研究疾痛体验必不可少的部分。本章从作为家庭内部事务的告知实践来看不同角色对疾病告知的考虑和背后的实践逻辑，疾病的告知和信息协商作为一个关系性的社会实践，实为家庭内部关于"保护"与"伤害"的考量。

传统的观念认为，肿瘤这种预后不好的疾病，最好不要让患者知道，以免给患者带来不利的心理影响。在实践中，家属也常常对患者隐瞒病情，尤其是对年龄较大的患者。① 当疾病发生时，与患者一样受打击的是家属。家属需要时间去接受癌症的事实，也需要花时间去了解疾病并思

---

① 笔者做田野的胸科大多为中老年的食管癌和肺癌患者，被隐瞒病情的概率更大。

考接下来的治疗选择。家属往往自己还没消化癌症的事实，更不容易对患者讲出来。决定告知与否其实也是家属自己去了解和接受癌症的过程。而家人在做告知决策时，常常根据他们对患者性格、身体、心理状况的了解而做决定，并不是盲目地采取保护主义。笔者访谈的大多数患者多多少少都希望获知自己病情的真实情况。患者是否愿意以及多大程度上想了解自己的病情受到很多因素的影响，包括个人对自我能力的判断、自我决策的决心、家庭关系等。不少老人对获知自己的病情表现出很坦然的态度。而当家属的隐瞒和患者的意愿发生冲突时，不断的协商就伴随着患病的历程。患者与家属对知情权的争夺是一个不断发展变化的过程。随着治疗的推进，一些家属的告知态度会发生变化。很多家属会考虑在特定的时候告知患者，特别是手术前、手术后和临终安排后事的时候。而病情的加重也可能让一些家属从选择分享病情到后来极力隐瞒，使患者逐渐失去了知情权。

　　过去一般认为，患者获知自己的病情，特别是在病情严重的情况下，可能会做出不理性的决定，如拒绝治疗。但是，相关研究显示，在大多数情况下，疾病告知对患者心理和生理的伤害并不成立（Hancock et al.，2007）。国内的研究也显示，知情程度对患者的生活质量和社会/家庭状况有积极影响（罗洁、吴凤英、郑迪，2012）。反而是家属对患者撒"善意的谎言"潜藏着诸多负面影响，例如给予患者不切实际的期望，导致家人间的不信任，患者对治疗接受程度低，对术后漫长的恢复没有心理准备。在某些情况下，隐瞒反而会激起患者使用极端的方式来夺回"决策权"。另外，隐瞒也给家属带来巨大的心理压力，甚至留下终身的遗憾。

其实，国内癌症患者的疾病发现和病情获知的途径更加丰富，并不仅仅呈现为患者想知道而家属隐瞒。田野中不少患者是自己先发现身体的异常性并对病情有所怀疑，甚至自己首先获知了病情，但不想让家人知道，而对家人隐瞒一段时间。"我把生命当作闲事，要不是想到我老伴，我不会动手术。我是故意拖到这么晚的，我开始那两个多月，我是不说的，专门不理它，专门让它过去的，我打算就这么死掉的。我没明说，咳嗽，就骗他们是气管的问题……"（20150209DY）来自食管癌高发区的患者，在自己身体症状一出现的时候就知道患了癌，却选择对家里的老小隐瞒下来，直到后来隐瞒不下去了。患者的隐瞒是基于不想给家庭增加负担，不给他人添麻烦的考虑。而前面家属对患者隐瞒往往也是出于对患者最大利益的考虑。有时候彼此都知道却彼此都不说透，更是为彼此考虑、彼此照顾。中国癌症患者家庭疾病告知实践的复杂场景真实地反映了个人和家庭脱不开的关系，以及家庭成员在"保护"与"伤害"间徘徊的道德情感。

虽然本章围绕着作为家庭内部事务的疾病告知进行探讨，但笔者认为，患者的自主权不应被理解为单纯的"家事"。保障患者的自主权和减少对个体的"伤害"，需要将医务人员重新纳入疾病告知的实践中来。在笔者的研究中，很多医务人员赞同对患者告知病情，也反思我国当下疾病告知的问题，但囿于制度和现实的困境，他们难以按照理想实践。医疗界也出现诸多反思重病告知的声音，并在推崇生前预嘱和临终关怀的过程中主张晚期病情的告知。虽然在医疗场域疾病告知还面临制度上的困境，探究合适的疾病告知方式却与改善患者及家属的疾痛体验密切相关。在疾病告知中，家属面临不小的迷茫和压力，不同阶段，患者需要什么，到底要不要告诉患者相关消息，告诉哪一方面，怎么告诉，告诉多少，这些对家属都是艰难的抉择。如果这个时候能获得医务人员或其他专业人士的指导，对患者及家属将有极大帮助。事实上，有不少其他国家和地区的经验可供借鉴，例如我国台湾地区践行的由医生组织的家庭会议模式。当癌症一经确诊，由医生组织患者家属召开家庭会议，了解家属对疾病告知的顾虑及可能产生的不利影响，让家属与医务人员达成告知病人的共识，医生进而协同家属一同了解患者的意愿，并将病情和治疗方案等信息根据患者的意愿进行告知。[①] 这样既能减轻家属的精神负担，也能正确地引导病情的告知，让患者有充分的时间掌握和安排自己的人生。而这一切的实现离不开医疗资源的投入和医疗制度的改善，如完善疾病告知和保障患者

---

① 胡文郁：《癌症末期病情告知的原则》，引自"台湾癌症基金会"（http://www.canceraway. org. tw/page. asp？IDno = 1006），2012 年 9 月 19 日。此处对台湾医生组织家庭会议的了解也来自与台北医学大学蔡笃坚教授的交谈，在此一并致谢。

自主权的法律法规，为医务人员提供更多同患者交流和沟通的时间、空间和培训，引入其他专业角色（医务社工、助理护士等）来辅助告知。疾病告知与重疾患者及其家庭的疾痛体验息息相关，而其合理、有效的实施需要多方的共同努力。

# 第三章
# 为什么是我?

## ——疾病的归因与解释*

在获知病情后，患者将经历一个震惊的过程，在震惊之余，每个人都会不断追问"为什么"："为什么是我?""为什么我会得癌症?""为什么我不抽烟不喝酒也会得癌症?""为什么那些跟我一样抽烟喝酒的人没有事?"本章关注食管癌患者如何理解发生在自己身上的这种灾难性疾病，以及如何接受和应对疾病带来的痛苦和混乱。从发现癌症开始，患者往往会不停地追问"为什么"，并分析自己得病的原因。伴随着治疗的推进，患者不断了解疾病信息并解释病情的发展，理解疾病带来的变化。因此，本章从患者对自己疾病的解释着手，看食管癌患者的心路历程，探讨患者给他们自己的经历赋予的解释和意义，从中探究他们如何应对食管癌及其治疗带来的影响。

在访谈中所有患者都被问到或自问"为什么会得食管癌"的问题，从这个问题出发，他们不断反思自己的生活

* 本章部分内容发表于《思想战线》2016 年第 3 期（涂炯、程瑜，2016），在此感谢程瑜教授的贡献。

习惯、人生经历，并把它们与自己当前的疾病状态联系起来。下面将呈现食管癌患者对疾病的解释，以及在解释过程中如何应对疾病带来的影响。本章指出患者的疾病解释具有多重意义。首先，解释是患者理解自我和意义追寻的过程，让他们合法化自己的疾病状态，并更好地争取病后的权益；其次，解释也是患者应对被疾病中断的生命历程的方式，让他们把自己的过去、现在和未来重新连接起来，从而更好地应对疾病带来的打击；最后，患者的疾病解释对健康促进和医疗服务提供也具有启示，患者解释疾病的外行知识是个人体验的表达，可以使医务工作者更好地理解疾病的归因不仅是个人行为，也包含家庭、地域和社会因素，更可以将患者的解释纳入医疗体系中以更好地提供服务。

# 一　介绍：疾病的解释模式

在每个社会，患者生病后都会问一系列问题并努力回答它们："为什么是我？""是什么导致了疾病？""为什么疾病发生在这个特定时候？""疾病的结果是什么？""对于疾病应该做些什么？"对这些问题的回答则是疾病的外行理论或患者的解释模式（explanatory models）（Armstrong, 1989：11）。Kleinman（1980：105 – 106）指出，不同的个人和群体可能有非常不同的关于健康和疾病的信念。医生的解释模式告诉我们医生如何理解并治疗疾病（disease），而患者及其家人的解释模式可以告诉我们他们如何理解特定的病情/疾痛（illness）以及他们如何选择和评估特定的治疗方案。疾病的解释模式试图回答的问题包括：（1）对病因的解释；（2）对导致疾病发展——首发症状的时间和方式的描述；（3）对生病的生理解释；（4）对生病历程（包括严重程度和病人角色类型——急病的、慢病的或残疾的）的总结；（5）现有治疗方式的形成。Kleinman 认为医生的解释模式回答了这些问题的大多数或者全部内容，而患者和家属的解释模式只是针对他们认为最重要的、与患方的治疗目标有关的问题。但外行的解释模式常常在医疗场景下不容易被听到。

患者的疾病解释或理论来源于三方面：患者自己的观察和体验；"外行医疗体系"——这些外行参考体系或社会网络本身持有各种关于疾病的信仰和解释模式；疾病的专家解释模式——主要是来自生物医学的解释，这些解释对外行理论有影响，而这些解释融入患者的外行理论中可能仍旧与专家的解释不同（Kleinman，1980：105 – 106）。Helman（1985）对假性心绞痛进行了研究，把它称为"民间心绞痛"，认为患者对它的解释模式来源于多方，如电子大众媒体、家庭医疗书籍、小说、报纸和杂志的医疗栏目、健康教育材料、个人对症状和体质变化的体验、同其他有类似症状的患者的讨论，以及与医生的接触。因此患者的解释模式往往是各种成分的综合，包括生物医学的解释、外行的民间解释以及患者自身对身体症状的主观体验。

Davison 等人（1991）使用"外行流行病学"（lay epidemiology）这个词来描述人们综合个人、家庭和社会知识，并结合专业的信息，来理解一个事件或问题。他们认为外行知识可能会融入专家知识，但是这些知识需要根据日常生活的经验重新诠释。Herzlich（1973）指出，个人关于健康和疾病的观念是他们生活于其中的文化和社会的表征，虽然这些表征或许包括关于病理和病因的医学观念，但外行观念更表现在一定程度的文化自治，包含健康和疾病与社会之间关系的广泛论述。Good（1994）也指出，外行的解释不是与现代科学知识对立的，而是由复杂的知识构成，被置于特定的场景中，包含了我们关于文化和社会的理解。

患者对疾病的解释反映了文化和社会结构，更与特定文化和社会结构中广泛的认知系统有关，关系着疾病责任的分配。随着世俗化的发展和科学主义的盛行，疾病越来越不能被归于宗教或神灵的因素，而被认为与个人的行为和生活方式紧密联系。这也导致生病的人必须去为自己的行为辩护。就癌症而言，随着 20 世纪后半叶癌症及其致因（如吸烟）的因果关系被证实，癌症越来越被当作可以预防的疾病；生活方式的选择，如吸烟、饮酒、日光浴，更赋予个人一定责任来预防疾病；而当癌症发生的时候，自我责备和内疚变成患者情感负担的一部分（Donovan，2001：248）。癌症是一种极容易被污名化的疾病：在病因的追寻中，人们常常和恶孽因果进行关联，或者带着道德价值判断来看待疾病的致因，如 HPV 感染导致宫颈癌，因此宫颈癌常和滥交进行关联。这些关于个人的行为观念，比如个人可以停止"危险"的习惯、调整饮食和作息，把疾病责任进一步转移到患者个人。这些观点简单地认为有害的行为是个人自由选择的，因此可以被避免，但它忽视了社会和文化压力对行为和健康态度的形塑（Donovan，2001：248－249）。近些年随着基因和遗传科学的发展，医学研究也越来越重视疾病的基因基础。当疾病的致因被认为是基因的，关注点也在一定程度上从个人的责任，尤其是个人对自己生活方式的控制方面，转移到对疾病的早期检查和在发病前采取预防性行为上来。与此相适应，疾病发生附带的道德谴责或许会被归于个人拒绝采取这些预防性行为（Lupton，2003：101）。

疾病的解释对患者意义重大。在西方医疗中，出故障的身体常常被认为与明确的原因、诊断和治疗相关，而如果一个人的痛苦找不到直接致因，个人痛苦的合法性就会受到质疑（Mattingly & Garro，2000）。痛苦的减轻需要找到疾病的解释，让痛苦的来源变得清楚（Cassell，1998：131－133）。为了让疾病"合法化"，个人会努力从各种渠道获得医疗信息，尝试纳入有限的医疗知识来解释病因及其特殊经验（Blaxter，1983）。Williams（1984：197）发现人们对因果的叙述不是简单的关于病因的观念，而是一种通过想象的努力，来给疾病在他们的生活中找到一个合法的、有意义的位置。在解释生病的现状时，患者常常指出他们认为过去重要的事情，如家庭成员的去世，这样做他们就给讲述纳入了道德（有时候甚至是政治）的分量。他的研究显示，疾病解释就是叙事重构，患者通过把人生的不同方面联系起来，从而修复身体、自我和世界之间的断裂。这也是 Frank（1995）所谓的求索叙事（the quest narrative），被疾病打乱的生活迫使患者努力去找寻新的阐释并进行身份协商，通过解释和追问，患者重新与病前的自我联系起来，并发现个人新的方面。患者的叙述是用他们的方式给自己的经历赋予意义，理解自我并建构新的身份和生活场景（Lupton，2003：95）。

疾病解释对患者的治疗选择也有很大影响。患者的解释模式是解释疾病的一个片段，解释病因，而这个解释也影响患者对特定治疗策略或方案的选择，让患者思考生病的原因并考虑以后需要改进的方式。Suchman（1965）指出，有症状的个人在疾病的每一个阶段都有特定的认知过程，导致个人接受或拒绝对他们问题的医学定义或解释，并进而接受或拒绝相应的治疗方案。Gregg 和 Curry（1994）研究美国低收入的非裔女性对癌症的文化解释模式，发现这些女性的解释模式与临床医生差别很大，不少女性认为癌症的筛查反而是疾病的前兆，而癌症会最终杀死她们。只有医患有共同的疾病理解，医生和他们的服务对象才能合作来共同提高癌症的筛查率。

总之，患者的疾病解释常常千差万别，即使是同一患者，他们对自己疾病的解释也会根据时间、病情和知识的变化而发生变化。但这些解释很重要，因为它们让患者理解生病和治疗，给生病的经历赋予个人和社会的意义，并进而影响健康行为、治疗选择和医患互动。因此，患者对"为什么"的回答值得被深入挖掘。

## 二　食管癌患者的疾病解释和意义追寻

食管癌的发病因素很多，对食管造成损伤的各类慢性刺激（长期食用过热、过硬、辛辣食物，超量饮酒，吸烟等）及环境因素是中国食管癌发病的主要原因（赫捷、邵康，2011）。其他科学解释也把遗传和基因等因素纳入考虑（Wang et al.，2010）："食管癌是由环境、饮食以及生活方式与遗传因素协同作用的结果，由致癌物质作用结合细胞遗传因素导致细胞遗传基因突变而逐渐发展为癌"；"高温饮品及食物能增加食管癌发病率，饮食习惯如高能、高脂及新鲜水果和蔬菜的摄入不足也会增加食管癌的发生"；流行病学研究还显示，"吸烟和过度饮酒都是其重要危险因素"（赵平、陈万青、孔灵芝，2012：110）。笔者访谈的医护人员表示，长期饮烈性酒、嗜好吸烟、食物过硬过热、进食过快、吃腌制食品等引起的慢性刺激、炎症、创伤或口腔不洁、龋齿等均与食管癌的发生有一定关系。

尽管医务人员对食管癌总体的发病原因做出了明确的说明，但食管癌患者个人具体的致病因素常常模糊不清，医生也不能给个体的患者一个明确的解释，即使给出解释，抽象的医学话语也不足以让患者和家属理解为什么食管癌会发生在自己或亲人身上。此外，医生在忙碌的工作环境中常常没有足够时间与患者交流，不能给予详细解释，因此更需要患者自己去找寻合理的解释。食管癌在 20 世纪 70 年代就居我国癌症死因的第 2 位，在 20 世纪 90 年代和 21 世纪初，为我国癌症的第 4 位死因（赵平、陈万青、孔灵芝，2012：110）。由于其发病率高且出现的历史较长，民间对食管癌有诸多解释。这些解释包括个人行为的、心理的、社会文化的和宿命论的因素。下面，笔者将对此进行分类说明。

## （一）个人的行为

食管是食物进出的地方，在解释疾病时，几乎所有的患者都把食管癌与自己过去的饮食习惯相联系：喜欢吃辣的、喜欢吃腌制食品、酷爱烟酒、爱喝工夫茶、吃剩菜剩饭等。食管癌和其他一些疾病（如艾滋病、性病）比起来给患者带来的污名要少得多。但是因为食管常常同患者的饮食行为相联系，患者常被认为应该为自己得病负责。在患者的解释中，常常会出现一种因果论：过去不好的饮食习惯或过度饮食导致了这种病，让他们现在"吞咽不下"食物。Coward（1989：147）写道，当下对饮食的强调让人们对食物的态度进入道德领域，"我们吃什么是一种选择，在疾病和健康之间选择、在完美的身体与肥胖的不健康的或者有病的身体之间选择"。疾病越来越被认为与个人的行为和生活方式紧密相关。把疾病归责于患者自己从事危险行为，意味着患者必须去解释或抗议以证明他们已经做了力所能及的一切事情来预防疾病的发生，或者做出未来改变的打算。患者 ZY 阿姨描述自己之前太注意养生，入院后反思可能注意过度了，"就是因为太注意养生了，把病养出来了"（20160121DY），决定以后什么都吃。住院期间得知腌制的咸菜可能是致癌因素，她表示自己在家就很喜欢用萝卜腌制菜脯，决定回家后不吃咸菜了，并要把家里现有的咸菜扔掉。其他访谈的患者也纷纷反思自己的饮食习惯并提到出院后要做出改进的地方。

访谈中，也有几位患者在被问到"为什么会得这个病"时，先以"不知道"回应，直到被旁边的家人指出其不良的饮食和生活习惯如抽烟、喝酒、长期喝烫茶等，患者才"被迫"开始反思个人的饮食行为。患者用"不知道"作答，是内心深处对把生病原因归于个人责任的抗拒，用模糊的"不知道"来表示自己不想也不愿深究。Linn 等人（1982：835 - 839）对癌症致因观念的研究发现，癌症患者与其他非癌症患者比起来更愿意相信癌症与个人行为没有太多关系，癌症患者这种特定的观念或许是他们防御自责的方式和应对绝症的机制。我们研究的食管癌患者除了用"不知道"来回避责任，在后面的解释中，更会把病因从自己转向更大的地域、家庭和社会场域。

## （二）　地方的习惯和社会经济地位

看似个人的饮食习惯常常是地方性的。Z 医院的食管癌患者中来自潮汕地区的尤其多。潮汕地区是中国食管癌六大高发区之一，也是这些高发区中唯一一个地处中国南部和沿海的地区，此外，从 20 世纪 80 年代后期起，在其他高发区食管癌死亡率逐年下降的时候，该高发区仍未有下降趋势（李克等，2002）。现有研究表明，潮汕地区食用的鱼露和酸菜有明显的食管癌致病成分（李克等，2001）。腌制食品含有较多的致癌物质如亚硝酸胺，而"潮汕三宝"——咸菜、菜脯、鱼露都是腌制食品，是潮州人的"当家菜"，当地居民有很长时间的食用传统。另外，当地居民酷爱喝"烫嘴"的工夫茶，长期饮用过烫的工夫茶和吃滚烫的热粥的习俗也对食管有慢性伤害。① 这些外在因素加上最近研究发现的潮汕人带有 2 个食管癌易感基因（Wang et al. , 2010），导致潮汕地区食管癌尤其高发。

　　饮食习惯是地方居民在生活环境中长期形成的，难以通过个人行为一下子改变。在潮汕地区过去食用咸菜等腌制食品是在当地缺少新鲜蔬菜水果的环境下求生存的需要。近些年生活改善后，咸菜并没有淡出人们的生活，当地人反而把咸菜摆上宴席，成为地方特色的菜肴。对于饮用烫嘴的工夫茶，好几个患者和家属都认为食管癌是喝烫茶烫出来的，他们解释：当地人觉得刚倒上热水的茶水最新鲜，热茶一口饮下最舒服。喝鲜茶水是他们当地的传统，祖祖辈辈延续下来的风俗，也是当地很多居民保持了几十年的

---

① 饮工夫茶习惯与潮汕地区食管癌高发的关系尚不清楚，茶虽然有抗癌作用，但是长期饮用过烫的工夫茶的习惯对食管有慢性伤害。

习惯，更融入了社会的日常交往中，平时待客，第一件事便是泡茶，因此个人习惯一下子难以改变。

那些容易导致食管癌的地域饮食习惯在农村和低收入家庭中最难改变。在 Z 医院，医护人员把食管癌称为"穷人的病"。食管癌患者大多数来自农村，经济条件相对较差。医务人员的解释是，经济条件比较贫困的家庭往往在饮食方面有较多对健康不利的地方，如吃腌制的食品、缺少新鲜蔬菜水果、没有时间准备精细食物、吃硬食、快速进食等等，这些都是食管癌的慢性致因。现有研究也发现，中国食管癌的发生与营养缺乏，吃腌制蔬菜、亚硝酸胺丰富或被霉菌毒素污染的食物，缺少新鲜蔬菜水果，以及低社会经济地位相关（Wang et al.，2010：759）。流行病学研究也显示，对于食管鳞癌（食管癌中的一大类），贫穷、低收入及过热食物的摄入都是其危险因素（赵平、陈万青、孔灵芝，2012：110）。因为改善饮食的条件有限，地域的饮食习惯在农村和低收入家庭中被更多地延续下来。疾病发生与患者生活条件下的致病因素有关，因此，饮食与更大的家庭条件和社会经济地位相关，而不完全归于个人的行为和责任。

### （三）社会角色的要求

道德意义常常被赋予疾病中。严重的疾病可能使个人被质疑，疾病与他们的道德价值或者他们过去的生活有关系，让他们从道德方面去评价自己的生活（Lupton，2003：

98）。对于那些与进食关系紧密的疾病，自我放纵和缺乏自制力常常被认为是人们生病的原因。然而在患者的表述中，虽然他们把过度饮食与疾病联系起来，用因果报应的话语来解释疾病，却也强调过度饮食背后的无奈。在访谈的患者中，几位在机关事业单位工作或担任干部职务的患者均表示，自己以前在工作中吃喝应酬太多，因为过去"吃多了"或者"吃得不健康"，所以现在得了这个病。"机关请客太多，这边吃那边请，宴席太频繁，豪吃豪饮，吃了太多的大鱼大肉，卤鹅卤味，才闹到今天的局面。"（20150104TJ）此外，应酬常涉及喝酒、抽烟等致癌因素。如果一个行为被认为是社会越轨的（比如此处饮食与腐败奢华之风的联系），患者会认为这是疾病的导致者。患者言谈中也有对机关应酬风气的批判。回想起过去吃了很多好吃的，生病后却什么也不能吃，这让患者更加伤心，对过去既后悔又怀念。在患者的讲述里也透出一股无奈：处于机关工作中，这些应酬活动是必须要参与的，个人无法改变，也就无法掌控自己关于健康的行为——抽烟、饮酒、暴饮暴食。一位患者在事业单位给领导开了近30年的车，常常陪领导出席各种应酬，抽烟、喝酒是应酬场合必须进行的活动，作为下属和专职司机，他没办法对这些活动说不。另一位患者从军队退伍转业后回老家成为一名村干部，一做就是20年，领导下乡检查他必须参加应酬，抽烟、喝酒是常态。作为机关或基层官场的男性在社交场合的基本礼仪和角色期待，应酬、饮食、抽烟、喝酒常常必不可少。"烟走路，酒搭桥"，烟酒成为社交场合必不可少的辅助工具，协助大小事务的顺利进行。患者把自己放在一个特定的社会位置，社会角色对他们的要求让他们不得不从事危险行为。患者的解释表明，虽然他们需要为自己吃喝引起的疾病承担一定责任，但这不完全是自己导致的。

Uretsky（2011）研究中国政府官员和商人的应酬活动，这些活动常涉及吸烟、饮酒、进食，以及与性相关的娱乐活动，这些活动让他们事业成功，却也让他们越来越容易受慢性病和性传播疾病的影响。她指出，这些疾病与性别（男性为主）和职业（商人、官员）强相关，这表明在健康改善中需要认识到社会因素的作用，而不是仅仅简单地传播关于健康的生物医学知识。个人在特定的社会场景和角色要求下，常常缺乏能动性，无法把控自己的健康行为。笔者调查的几位在机关工作的食管癌患者承认，那些尚在工作职位上的患者常常没法改变自己的"不健康"行为，但疾病的发生给了他们理由从社会角色中解放出来并做出行为改变。做机关司机的患者从查出疾病的那个月开始就不再喝酒，烟也从过去一天两包减到现在一天几支。退休的患者离开机关工作后，饮食习惯有所改善。然而不健康行为长期累积的影响已经存在，最终导致疾病的发生。患者表达对过去的无奈，描述现在个人做出的积极改变，这个解释的过程也是患者的"道德"工作，通过把责任重新定位来维护自我的尊严。

### （四）生命历程

患者对疾病的外行观点是传记式的，常常与个人的生活史联系起来，镶嵌在地方的道义世界中。人们用外行知识，在他们生命历程中找出关联和规律来解释疾病的发生（Williams & Popay，1994）。食管癌一般发生在中老年时期，患者年龄较大，更易将疾病同过去生命中的某件事情相联系。如一位五十多岁的患者把自己现在的食管癌和二十几岁做工时喝了一碗特别烫的汤联系起来："二十几岁的时候，一群人一起做工，厨房煮猪肉汤，厨师放多了油，厚厚的一层油浮在汤面上，其实，当时那碗汤温度极高，表面看去却无烟气，我一大口喝下去，当即把整个胃管都给烫疼了。同行的另一个工弟，也是烫伤，立刻说不出话来了，被送去医院诊治。我忍了一下，第二天醒来无事，最后也没有去看医生。自从那一次烫伤，病都积压着，直到今天暴发了。"（20150121DY）患者对病因的追溯就是对个人历史的回顾，将现在的疾病同过去苦难的生活经历联系起来。类似地，另一位阿伯在解释自己疾病时提到，"十几年前的时候得过一次十二指肠溃疡，那时候在樟木头，做铁路局的工，做过五年，现在想起来那次得病可能是因为做工的时候饿了肚子。"（20150209DY）做工辛苦、没有饭吃、溃疡以及爱喝工夫茶的习惯被他总结为是自己患病的可能因素。另一位患者谈到自己食管癌的原因时说，他们那一代，小时候吃了太多苦，1958 年大饥荒的时候"烂红薯、烂叶子、米糠，什么都吃"（20150223TJ），患者感慨一辈子受的苦太多，说不清究竟是什么导致的癌症。吃腌制、霉烂食物常常与中老年一代的困难生活经历相关。过去的饥饿经历让他们现在也不舍得浪费食物，常吃剩菜剩饭。霉变的食物中含有较多的强致癌物黄曲霉素，可引起食管癌和胃癌等多种癌症。生活经历和社会发展在身体塑造上留下了种种痕迹。患者对过去进食事件的回顾广泛地联系着他们辛苦的一生。通过对个人生活经历的回顾，患者将自己过去的困难生活与现在生病的状态连接起来，以应对疾病带来的生活中断和打乱。

### （五）疾病的道义世界：家庭责任与义务

看似简单的疾病与食物和生活经历的连接，其实是一个由各种情感和道义组成的关系网络。在当代西方，一个常见的观点是，把癌症一类的疾病当作内在压力和愤怒的结果，并将责难置于患者身上，患者被告知他们不知不觉导致了他们自己的疾病，因此被认为"活该"得病（Lupton，2003：100）。而在中国患者的叙述中，疾病与更广泛的家庭、社会和人际关系紧密相连，尤其是家庭中的亲密关系。患者在家庭中心情不好、压抑、为家庭付出而吃得不好等都成为他们解释疾病的原因。64 岁的 ZC 伯（20150204TJ）就把食管癌同自己与家人的关系联系起来。阿伯说生病可能是因为自己总是爱发脾气，而且自己抽烟四五十年了。阿伯家里有两个女儿、一个儿子，他说自己年龄渐大，作为一个老人，脾气也慢慢变差，与家人的矛盾愈来愈多，自我感觉在为儿女好，但是儿女和自己的意见又不一样，所以自己更生气。但是幸好儿女也比较孝顺，没有太大冲突。虽然跟儿女没有太大冲突，但因为家庭事务而导致的"生气""发脾气"还是成为他解释疾病时首先想到的因素。

患者提及的导致疾病的经历常常进一步关联着他们对家庭的责任和奉献。比如患者解释熬夜等不良生活习惯对身体的伤害是患病的缘由之一。然而这种解释背后却隐含着患者对家庭责任的承担："我在水电站工作了35年，有35年的工龄，这家水电站在县里，是合资的，85%的股份是中国电力的，另外的15%卖给了资本家。我一个月的工资大约2300块，不过是一个发电工……我又没多少出路，不得不做。50多岁那几年，我为了多赚点钱给家里用，每天（下午）水电站5点下班，我就骑着摩托车，晚上上别人那安装空调，兼职打零工，水电站在40公里外，赶回来经常是凌晨一两点了。熬了两三年实在受不了了，做不下去了，唉！就是那段日子给熬坏了。"（20150209ZQ）讲述者强调自己作为男性担负着养家糊口的重任，因此晚上经常熬夜工作。为了家人而被迫不健康地生活，导致了现在的疾病。在疾病的归因中，患者把自己置于一个道德的位置上，疾病是因为过去为家庭的付出，因此现在也是需要家人为自己付出的时候了。

患者的身份、声望、道德立场是他们能否为自己的疾病辩护、能否建构一个让人信服满意的故事的前提。在追寻疾病的致因过程中，一位患者从自己的一生讲起："我兄弟八人，我跟我爸一起做水产，13岁就出来了。我不会嫌脏，我一世为人，从我会赚钱起，我从不为我自己，我做事是有原则的，我这个大哥是名副其实的，我所有的一切，赚的钱，都是为了我的家庭，替我父母维持我的大家族，让一个个弟妹都成人、成家。分家后，也从不为自己。我有五个弟妹，两个姐。我两个姐很尊重我，她们看得到我为这个家的付出，一路看我熬过来，我扛得起我爸的家庭，担得了我家吃苦耐劳的传统。我问心无愧。"（20150209DY）在解释疾病中，患者回顾了自己辛苦奉献的一生。患病后患者不断地评估和再评估自己的人生，包括身体上的评估和情感上的评估（Gareth，2000：57－58）。疾病让患者感觉自我价值丢失，只有在回顾自己的人生经历中，才感觉自我价值的重新回归。找寻疾病解释的过程就是患者重新评价自己的人生并找寻人生意义的过程。

## （六）从私人疾病上升到公共议题：社会与环境的致因

疾病的发生不仅仅关系着个人的行为，更与广大的社会环境相关。在病因的追寻中，多名患者联系到当下的环境污染、水质差、农产品中大量农药残留等，这些外界因素都是个人无法控制的。一位患者表示："自从田地承包给了外面的造纸厂之后，村里那条溪的水质就被污染了，长了一片的水浮莲，还臭，跟粪坑一样，水质太差了，污染也大，我们长期喝这样的水，身体哪里健康得了，喝井水也好不到哪里去，寒底，也没多干净。在我们村，得肝病、糖尿病的人越来越多，得癌症的也经常听说，环境太差了。"（20150209ZQ）在患者的解释里夹杂了对造纸厂的抱怨、对环境污染的不满，以及作为普通村民无法改变现状的无奈。在患者的叙述中，从个人的食管癌开始推演到村庄集体的健康受到威胁，村民整体得各种疾病的增多。在此过程中，个人的困境上升为村庄的公共议题，食管癌的归因也从个人的饮食习惯上升为一个社会问题。

国内有研究者确实指出食管癌与农用肥引起的水污染有密切关系（徐致祥，2003）。环境污染、水质问题等也是当前社会普遍关注和焦虑的公共议题。食管癌患者在叙述病因的过程中，将疾病的致因从私人的领域带入一个包罗万象的政治和社会的领域，个体的疾病经验变成了一个公众集体的共同经验和问题。Phil Brown（1995）研究美国流行的疾病解释如何影响社区居民关注当地的公共卫生问题发现，随着社区里患白血病和癌症的儿童数量增加、哮喘病患病率提高、交通事故增加等，居民开始把观察到的健康问题与社会或环境危害相联系：有毒废物、工厂排放物、道路安全等；而一旦这些联系建立起来，社区就采取一些行动来解决这些问题。在中国，患者把公共问题融入个人疾病的解释中，却没法解决这些威胁健康和身体的公共问题。患者和他们的亲属只能把疾病与环境相联系，怀疑二者之间的关系，却很少能够采取集体行动来解决这些问题。个人虽然能控制自己的行为，却无法改变大的生存环境，而现行体制下也无法采取措施推动地方政府改变，于是他们的行动只停留在对研究者表达他们的怀疑并抱怨的程度。

### （七）宿命论的回归——从命运的无奈到未知的神秘力量

对食管癌的解释可以帮助患者合法化他们生病的经历。前文有患者将日常饮食及生活方式与食管癌联系起来，认为是不健康的饮食习惯和生活方式导致了疾病。然而这个解释并不能说服所有患者，因为大多有同样饮食习惯和生活方式的人却没有得食管癌。患者也分析多重影响因素，言辞中不断表现出迷茫和困惑："资料里写的生活方式、饮食习惯等问题都是大道理，如果每件事都注意，不见得你就不会患癌。我是吸烟的，但村里有人什么不良习惯都没有，不吸烟不喝酒，不也最后患癌了。有人早睡早起，每天去田园散步，不也患癌了？他们说心态乐观就不会有这个病，你去看看做化疗的人，都很开朗，很会谈笑，但是大家也都病了。心态这个解释也不靠谱。这样子，我怎么会得病，我也想不通了。"（20150117DY）癌症的诊断和突然发现让患者困惑，个人无法用生活常识和一般经验知识来解释，于是只能以"想不通"做结尾。笔者访谈的一些患者不抽烟不喝酒，但想不明白自己为什么会得癌症。此外，流行的善恶因果报应论在解释中对一些患者也不起作用。不少患者提到自己一辈子没做坏事，还经常助人（主持修建村里的祠堂、慈善捐款、协调纠纷等），为什么这样的低概率灾难还是会发生在自己身上。患者的表述将他们自己呈现为命运不公平的受害者，是无辜的、不幸的、值得同情的人。

无法把责任归于更大的家庭和社会因素或上升为公共问题获得解决，也无法说服自己为疾病的发生发展负全责，患者于是把疾病的发生归为"命"，用虚无缥缈的"命"来解释发生在自己身上的不幸遭遇。一位患者的父亲在 20 世纪 80 年代因为食管癌去世，30 年后自己也被诊断为食管癌，解释病因时他说："有些人觉得这（食道癌）可能是遗传的，但我觉得不是。我觉得是我从小吃的腌制品太多，我爸是军人，从小我和我爸在部队长大……军队里能有什么吃的啊，早餐都是豆腐乳、咸菜啊什么的。就这么一直到了二十几岁"。虽然食管癌有遗传易感因素，但患者不满足于这种解释，又纳入了饮食的原因，即便这样，他最后还是困惑地说："唉！我是属牛的，所以一辈子像牛一样操劳，拖累，辛苦了还没有多少积蓄，（病是）命里带的，生下来就是这样。"（20150209DY）找不到让他满意的"科学"解释，他只好用"命里带的"来总结自己生病的原因。科学解释盛行的当下，一些患者依然无法获得令自己信服的解释，于是只好把疾病归于上天的惩罚、上天的安排或自己命运不好。

　　患者对"为什么"的追问不仅仅发生在疾病刚刚确诊时，随着病情和治疗的发展，患者会持续地思考和追问"为什么"。我国食管癌的病死率很高，食管癌早期无症状或者症状轻微，因此大多数患者一发现就是中晚期，恢复的可能性小。可以做手术的病人的 5 年生存率是 30% 左右，不能做手术的中晚期患者单纯放疗生存率是 8% ~ 10%（张昌敏，2011：145）。面对食管癌这样恢复可能性很小的疾病，患者如何找到适合的让自己信服的解释更加困难。科学的医学话语常常无法解释疾病及其治疗带给患者体验上的切实影响。比如手术后，并不是每个患者都会出现并发症，出现并发症的患者不明白为什么会发生在自己身上。医学解释中线性的因果模式，如手术缝合技术、个体血运、营养、身体状况与并发症的关系，并不能让身受病痛折磨的患者信服。医护人员也将患者的恢复情况同他们个人的性格及情绪的乐悲观相联系，然而患者常常不认同这样的个人化归因。病中患者不断总结反思治疗的发展和并发症的原因。比如术后出现多处吻合口瘘①的 HW 伯分析自己胃瘘和胸瘘的原因，觉得是自己好多次放化疗之后，身体器官较其他没放化疗的病人更加脆弱，因此术后恢复困难，

---

　　① 胃瘘和胸瘘是食管癌术后常见的两种吻合口瘘。吻合口瘘是食管癌手术后最常见的严重并发症，意指食管切除术后食管两段连接处（吻合口）组织在愈合过程中撕裂形成瘘。

后来自己吞钡检查①又做了两次，加上手术后吃的东西可能有点多，胃受不了，结果就漏了。在反思一路的治疗经历中，HW伯表达了对医生的一点点埋怨，他说是医生建议他多吃，但没给他说清楚究竟吃多少，也没考虑他具体的身体情况，而这一漏导致他花了比一般术后出院病人多好几倍的医药费。患者寻找解释的过程其实是反思在医院的体验，评价医患间的责任和义务的过程。

除了联系生活实际的解释，HW伯还加入一些"吉利"的考虑来解释自己经历的磨难。在医院住了几个月后，他第二次出现吻合口瘘，并要求护士给他换病床，因为他觉得之前住的13号病床不吉利，才导致了他漏。另一位患者B伯术后出现乳糜胸，前后三次开胸手术都没有缓解病情，"在求医过程中，家里人找了巫婆，指示烧掉几把椅子，是从政府里搬来的，当时觉得丢掉好可惜，巫婆说是阴人坐过，后来做法烧掉，病（乳糜胸）就好了……这也是病急乱投医，但是治疗与鬼神、风水的关系不得不信。"（20100612TJ）B伯的家人提及父亲的生病经历让自己重新理解未知和神秘因素的影响。病痛中的患者（及其家人）需要给自己的经历和身体情况找寻各种解释，无论科学的还是非科学的，解释和理解是患者（及其家人）接受自己处境的前提。找不到现实的科学解释，那么个人选择相信未知的神秘力量。

---

① 又称X线食管钡餐造影检查，食管癌患者通过饮用钡剂辅助X线造影来检查癌症的情况及术后的恢复情况。

# 三　讨论和总结：理解、合法化与 意义追寻

食管癌患者从发现疾病到治疗过程会不断追问自己"为什么我会得病？""癌症意味着什么？""疾病带给我什么？"对疾病的归因和解释是患者找寻意义的开始。患者需要用基于地方文化的策略来应对疾病（Bury，1982），而对疾病的解释就是这种应对方式之一。本章不是探讨食管癌是如何引起的，而是看患者如何认定和形塑自己的疾病解释，这些解释又在他们的生病过程中起了什么作用。

在医学话语中，饮食、物理刺激、基因遗传，还有不可测的个人体质的因素等被考虑为癌症的致因。尽管医务人员在食管癌的解释中也试图纳入多种因素，但食管癌患者个人具体的致病因素常常模糊不清，医生常常也不能给个体的患者一个明确的解释，即使给出解释，抽象的医学话语也不足以让患者和家属理解为什么食管癌会发生在自己或亲人身上。此外，随着治疗的推进，癌症及其治疗对患者身体和生活造成切实影响时，生物医学的解释和医务人员的个人化归因（如把并发症归于患者的体质和性格）无法给患者提供一个满意的有意义的解释。患者需要自己去追寻疾病的解释和意义。

患者的解释是多重因素的综合，这样的解释超越生物医学对疾病的狭窄解释。比如，患者的解释会把与食管癌

密切相关的饮食行为放入更大的家庭、历史和社会场域中，把私人的饮食事件公共化。不健康饮食被归因于过去生活的苦难、家庭经济条件差、现在的环境污染等。饮食行为与更大的社会经济不平等和社会问题相联系，而不完全是个人的责任。对于食管癌的外行解释也常常与患者个人的生活史联系起来，镶嵌在地方的道义世界中。患者过去辛苦工作的经历、不好的生活习惯、苦难的经历可能导致了现在的疾病，而这背后是患者对家庭的责任和付出。患者强调过去为家庭的付出，这让他们有理由要求家庭对现在病中的自己尊重与支持。这些看似简单的疾病与食物和生活经历的连接，其实是一个由各种情感和道义组成的关系网络。在所有这些解释中都夹着道德、责任、义务的评价。

患者的疾病解释具有多重意义。这些解释把疾病从个人的责任扩大到一个广阔的社会生活中，从而合法化患者的疾病状态，让他们处于一个道义的位置来更好地争取病后的权益。解释也是患者应对被疾病中断的生活的一种方式。如食管癌一样的重大疾病是对个人生命历程的破坏，它打断了个人与之前生活事件的联系，威胁着个人身份和生活的连续性，而找寻解释则可以弥合断裂的生活、自我与身份。在找寻原因的过程中，患者通过建构一个新的包含疾病事件和周围的生活事件的场景和情节，让他们弄明白疾病同他们过去、现在和未来的关系，在此过程中，患者把自己的过去、现在和未来重新连接起来，从而更好地应对疾病带来的冲击。对疾病的解释也是患者理解疾病和追寻意义的过程。传统的因果报应观念就是这种带着意义的解释方式之一。而给予解释和意义的过程也恰恰是个人理解和接受疾病的过程。在解释中，患者也反思自己的人生进程并试图做出改变。随着疾病的治疗和发展，患者会不断地发现疾病带给自己的影响并探寻新的解释。因为食管癌的复杂性和高死亡率，即使患者手术成功，也可能出现并发症，康复路漫漫，一些患者在找不到合适解释的时候会重归"宿命论"，试着接受命运的安排，或运用未知的神秘力量来应对疾病。

患者的疾病解释对健康促进和医疗服务提供具有启示作用。患者理解的疾病不仅仅是个人的问题，更是家庭的、地域的、社会的、公共的问题。医学把疾病的致因归于个人的行为，因此健康干预常常也是从个体行为出发，是对个人生活习惯或健康行为的干预。这样的干预没有看到疾病的社会、文化和政治因素，可能效果有限。被传统和社会期待要求的行为（如地域的饮食文化，工作应酬中的抽烟喝酒，男性对家庭责任的承担等）是个人无法控制的。健康危险因素的干预需要采用一个社会危险模式，这个模式认为没有行为是不理性的，人们采取的行为都是在特定社会和文化场景下对他们来说合理的（Wardlow et al.，2009）。认识到很多行为是特定环境下的集体行为实践，干预措施也应该适应地方文化做出调整，从社会层面改变不良的饮食行为，如应酬之风；从地方层面慢慢改变地方传统特有的饮食习惯，如喝很烫的工夫茶和吃咸菜。在物质条件改善的当下，如果有正确的适应文化的政策慢慢引导，这些改变长远来看是可能的。此外，患者的解释提供的知识让医疗服务提供者和公众了解患者的体验，并理解患者的需求和忧虑，从而相应地调整医疗实践，以让医疗服务更好地满足患者的需求。患者对疾病的解释影响他们对特定治疗方案的看法、接受和选择。临床中理解患者的信念和解释模式，对改善治疗方案的接纳程度或许有所助益。但在医疗实践中，患者的体验和声音常常被忽略。医生应该承认他们的诊断过程是不同的解释模式交换的过程，在诊断中使用倾听和辅导技巧来理解患者的认知（Armstrong，1989：67）。正如 Kleinman 等人（1978）所言，患者的解释模式可以让医生多问一个问题，或者重新思考："导致患者这次来诊室的疾病解释模式是什么？这个解释对处理患者的疾病有什么意义？"患者的解释模式或许能给医疗服务，尤其是针对重病慢病和晚期病人的医疗服务，带来一些新的启示。而如何有效地运用它以更好地提供服务是中国医疗体系需要探索的问题。

# 第四章
# 治疗体验：身体、自我与
# 身份的断裂<sup>*</sup>

伴随着疾病的确诊，患者及其家人迅速进入寻求治疗的阶段。当下，癌症治疗手段变得越来越多元化：手术、放疗、化疗、靶向、免疫、消融、插管介入……这些治疗手段带给患者诸多影响。一些治疗方案较为温和，另一些则可能会影响终身。很多治疗手段在杀死癌细胞的同时，对身体具有损毁性，药物的毒副作用也可能带来"杀敌一千，自损八百"的结果。本章关注癌症患者的治疗体验。具体来说，本章以食管癌治疗为例，看癌症治疗过程给患者身体、自我和身份带来的影响，尤其是食管癌切除术前后的经历。

食管癌患者术前除了进食哽噎之外无异于常人，短期内他们表面上看起来很健康。然而从得知癌症开始，他们就面临不确定的生活和未来。针对食管癌的治疗包括手术、放疗、化疗等方式，但手术仍为主要的治疗方案。手术后，

———————

\* 本章部分内容发表于《广西民族大学学报》（哲学社会科学版）2017 年第 1 期（涂炯、钟就娣，2017），在此感谢钟就娣护士长的贡献。

患者的身体发生了明显变化，全身插满各种管子，满身疼痛，躺在床上不能自由活动。术后患者也可能遇到吻合口瘘、肺部感染、伤口愈合差等问题。对食管癌的临床研究注重食管癌切除术的生存率、死亡率、术后感染、吻合口狭窄等问题，也有研究关注食管癌患者术后的生活质量问题，然而少有研究从患者自身的视角来关注治疗的体验。食管癌及其治疗挑战并重构患者身体和生活的方方面面，了解患者治疗阶段的疾痛体验对改进医疗服务极其重要。

# 一　疾病中的身体、自我和身份

2015 年 3 月 23 日，当 J 伯在笔者随身携带的笔记本上写下"坚持就是胜利！"的时候，他已经在 Z 医院住了几个月。2013 年 J 伯从中学校长的职位退休，2014 年 10 月发现进食哽噎，到家乡医院做胃镜检查并确诊了食管癌。11 月 13 日，J 伯和家人从外省赶来 Z 医院，14 日到胸科门诊，随后进行各项检查。10 天后，Z 医院胸科病区有了空床位，J 伯住进医院。11 月 27 日他进行了食管癌切除术。然而术后一星期的吞钡检查中，J 伯被发现吻合口瘘，随后出现呼吸和咳嗽问题，于是医生在他左边的气管处插入一条管子，辅助呼吸。2014 年 12 月，笔者第一次遇到 J 伯时他脖子处赫然有一条管子，埋在皮肤里的一头可见明显的发炎发红的痕迹。此外，他全身连接着多条管子，无法自由活动。住院期间，J 伯妻子和儿媳妇在医院附近租了房子长住以方便照顾他。2015 年 1 月 12 日，J 伯再次做吞钡检查，吻合口没有瘘。1 月 14 日，他和家人开心出院，到儿子家准备过年。然而回家后没多久，他就因为蹲着刷牙，挤压到了胸腔，导致胃液和食物反流并漏到了肺里，以致咳嗽加剧，后因咳嗽过度把脖子处的伤口震裂。1 月 27 日 J 伯再次入院，之后整个 2 月农历新年期间，J 伯和家人都在医院沉重地度过。再次入院后，科室的医护人员觉得之前一直温文尔雅的"好病人"J 伯变了，他不再像以前那样宽容豁达，变得"斤斤计较"。护士们反映：J 伯不听从过年期间两个病区病人合并到一起的安排，坚持要住单人病房；他跟照顾他的妻子吵架；每天计算药费，怀疑医院多收费；抱怨护士操作不好；等等。2015 年 3 月，J 伯突然呼吸困难，声带无法发声，并随时有窒息的危险。医生把他气管切开，在喉咙处安装了一根管子，以便随时吸痰。3 月 23 日，笔者再次见到 J 伯的时候，他依旧没法发声，只好在笔者本子上写下要说的话。此时，从事了一辈子教育事业的 J 伯被病痛折磨得只剩下一手好字。

在 Z 医院的调查中，笔者的研究团队遇到好多食管癌患者如 J 伯一样被病痛折磨，挣扎在过去的身份、自我和现在痛苦的身体之间。癌症的治疗历程本身带给患者身体的痛苦、自我认同的混乱及身份危机引起了笔者的注意。本章围绕着三个概念——身体（body）、自我（self）和身份（identity）来叙述，而疾病连接和协调着这三者的关系。

疾病让日常"消失"的身体重显"在场性"。在一段生病历程中，个人的身体对世界的感知也发生了改变。Leder（1990：69，80）认为健康可能让身体从意识和行动中消失，疼痛和残疾却常常伴随着一个"身体的高度主题化"。尽管身体无时不在日常活动（如看、走、说）的实践中，它却常常在人们的意识中缺席。疾病让患者丢失对自己身体的主权，改变身体与周围环境的关联。它导致患者对自己身体有疏离感，可能进一步导致患者在生活环境中的异化感。

疾病也调节和改变着身体与自我之间的关系。自我是一个私人内心的现象，基于个体私下认知的过程。人类持有自我反思能力，用类似观察外部事物的方式来想象他们自己和他们的自我（Kelly，1992：393）。自我和身体不能分离，身体是自我认同的基石，是自我在世界的表征，自我则通过身体实现（Corbin，2003：258）。疾病成为检验身体与自我之间关系的砝码。身体和自我可以被看作一个整体，直到身体不再能按照个人意愿行动；当身体因为疾病变得严重"残疾"，身体和心灵开始分离，而这就是身体与自我的分化（Corbin，2003：258-259）。Charmaz（1983）提出疾病，尤其是慢性疾病，给患者带来"自我的丧失"（the loss of self）：它让患者过一种受限制的生活；经历社会隔离；感觉到羞辱和名誉受损；给他人带来负担。这些都影响患者的自我意识，让他们感觉越来越不能掌控自己的生活和未来，威胁到他们的自尊甚至自我认同。患者恢复到病前的自我是最理想的状态，然而现代社会有很多慢性疾病是伴随很长一段时间甚至一生的，因此如何认同并适应新的自我就成为问题。

　　疾病导致的身体破损和自我混乱也影响到患者身份的实现。与自我相比，身份（identity）更加外在化，是在与他人互动和交往中的角色。Weigert 等人（1986：53）认为身份是在生命历程的一个阶段中，处于有组织的社会关系下，一个类型化的自我。疾病或多或少被体验为外在事物入侵进行中的生命历程，因此重病给患者带来"生命历程的中断"（biographical disruption）（Bury，1982）。以关节炎和癌症为例，Bury 指出，慢性病使患者的日常生活结构及其背后的知识体系被打断，将患者带入一个在生病以前从未想象过会发生在自己身上的，充满疼痛、苦难甚至死亡的世界；慢性病对生命史的打断使患者个人、家庭及其更广阔的社会关系之间的普通互惠互助原则受到挑战，个人不得不对未来的期望进行重新审视和调整（郇建立，2009；Bury，1991）。在很多慢性病的治疗和康复中，患者需要重新思考或安排人生目标的优先顺序。过去的工作和正常生活无法继续，社会角色和家庭角色被病人角色取代。在感知周围环境并适应病人角色的过程中，患者需要重新组织既有的社会关系、行动模式并改变原来身份的某些方面。帕森斯（Parsons，1951）的"病人角色"（the sick role）概念是关于病人生病后的权利和义务，基于病人努力从疾病中恢复，回到之前正常的生活来。而对于食管癌这样恢复可能性很小并持续时间漫长的疾病，短暂的"病人角色"

往往不能适用。生病后患者需要根据每天的病情面对"瞬间"的身份、"今天临时"的身份和"等着被决定"的身份（"momentary" identities, identities "for today", "until-further-notice"identities）（Frank, 1995：14）。患者需要时刻与周围人重新谈判他们的身份地位，在此过程中，他们如何找到存在感并获得身份的转换也成为问题。

此外，针对疾病的治疗本身也对患者的生活有很大影响。在中世纪的欧洲，身体被认为是宇宙的缩影，因此通过解剖等医学的方式来打开身体被认为既危险又可能亵渎神灵。而随着启蒙运动下科学主义的盛行和文化的世俗化，身体的隐喻发生了变化，从宇宙的缩影变成了可以被拆解修补的机器（Turner, 1991：269）。在此过程中，人的身体和心灵被分离，身体的物质世界属于科学的范畴，而作为心灵的部分属于宗教的管辖范畴。在医疗领域，个人的身体成了医学的范畴，而心灵的部分不在医学管辖中；个人的苦痛可能被认为是主观的，不是医学可以解决的症状，或者苦痛仅仅被当作身体的痛苦来治疗；而这个过程让病患被当作客体对待（Cassell, 1998：131 – 132）。Cassell（1992：244）指出"中心目标"（central purpose）在个人生活中的重要性，现代医疗却常常颠覆患者的中心目标。医生的首要注意力在患者的身体和病变的器官上，在维持生存和减轻症状上面，最多包括对患者心理影响的测量（Cassell, 1992：247），而治疗对患者人生的影响很少被考虑，患者作为人的目的被弃置一旁。因此对个人目标的打击不仅来自疾病本身，也来自针对疾病的治疗。研究（Her-zlich & Pierret，1987：88－90）发现手术和放疗的医源性副作用让患者的身体变得"陌生"；因为身体被切割以及压倒性的疼痛，患者表示他们不再认识他们自己；激进的手术可能永远地改变和破坏身体，对人们的身体形象和与他人的关系有巨大的影响。身体的改变导致一些患者无法符合典型的男性或女性角色的某方面（Taleporos & McCabe，2002）。而对重病或残疾患者，过去那些日常的私人的身体维护，比如刷牙、洗澡、上厕所等，现在变成了一个难以独立完成的事情，需要他人帮助，这让那些隐私的身体部位被其他人触碰；因此身体的破坏给患者带来身份和自我形象的打乱（Lupton，2003：97）。Kelly（1992）研究接受了全结肠切除术和回肠造口术的结肠炎患者，发现虽然手术治疗了结肠炎，但它也造成了病人私人的自我感和他们的公开身份之间的冲突。他发现手术打乱了身体传统排泄的方式，这关系着文化意义上的脏、污染、失控、身体边界被入侵。而恢复的过程不仅包括学习如何操作相关的随身器具，理解和接受一个发生了巨大变化的生理，还包括理解身体变化给他们的自我感受和社会身份带来的变化，尤其是给亲密关系带来的影响。而一旦无法很好地应对，患者或许会自我隔绝或选择死亡（Lawton，1998）。

从上面的回顾中可以看到身体、自我与身份的关系错综复杂。身体需要与自我保持统一，身体也是身份实现的必要条件，身份的实现又关系着患者的自我价值。疾病却让身体、自我和身份之前融洽的关系出现问题。当前的生物医学治疗手段作为应对疾病的方式却是基于身心的分离，并在治疗中进一步分离患者的身体、自我与身份。在中国社会，传统的中医强调身体的整体观和身心一体化，而从19世纪开始引进的植根于科学主义传统的西医强调解剖学说和身心的分离。没有经历类似于启蒙运动的中国社会，患者对身体的完整性更加重视，因此手术一类的治疗对身体的切割给患者的影响更甚。下面就通过食管癌治疗对患者带来的影响来探究这一过程。

## 二 从正常的身体到病痛的身体

### （一）治疗的筛选与准备

得知病情后，患者情绪的紧张和焦虑让他们的日常生活开始受到影响。在手术治疗前，严重的害怕和担忧以及吞咽困难可能导致患者体重急剧下降。两位患者讲述自己从得知癌症到进入医院短短几天瘦了好多斤。Z医院是国内最好的肿瘤医院之一，病人多床位少，患者往往需要先门诊，然后边做检查边等待床位。食管癌检查项目繁多，包括肿瘤标志物筛查、各种传染病检查、抽血化验、胃镜、CT、核磁共振等。每一项检查对患者都是一番折腾，此外，检查费用高昂，耗时长，在Z医院做完这些检查需要一周左右的时间。检查让患者沉浸在一个"准病人"的状态。奔波于检查中，患者往往焦虑彷徨，等待检查结果如同

"等待命运的宣判"。患者即使拿到了检查结果，也是忧心忡忡。在科室里，刚入院的患者常拿着检验结果追问医生和护士各种问题，也会在研究者面前逐字研读检查报告上的文字，从此开始一个学习和熟悉医学"语言"——各种检验符号和数字的过程。

当一个家庭成员被诊断为癌症时，家庭面临的最大抉择就是治疗方案的选择。而治疗决定关系着大量经济资源的使用。在Z医院食管癌患者从确诊到手术完成（不包含之后的定期复查和治疗），所花费用需要10万元以上。一旦有并发症发生，费用将达到几十万元。即使患者有医疗保险，个人仍需承担不小比例的费用，尤其是对医保报销率较低的外地患者和农村患者来说。手术对患者不仅仅是身体上的筛选（身体达到手术标准），更是社会经济地位的筛选。那些选择到Z医院进行治疗的患者一般家庭条件相对较好或者暂时能负担得起到Z医院的费用，然而高昂的治疗费用还是给这些家庭带来巨大的经济和精神压力。

患者各项检查结果出来后，医生进行评估，如果患者癌症没有转移并且身体指标合格就可以安排手术。食管癌切除术是将有食管肿瘤的一段切除掉。根据其他国家的研究，食管癌切除术给病人治愈的希望，但也存在着住院期间5%～10%的死亡率，以及大约40%的复发率，而手术病人中存活5年以上的只有20%左右（Wainwright et al.，2007：759）。尽管如此，在我国，手术仍是很多食管癌患者的标准化治疗，并常常结合其他治疗手段。在Z医院，因为床位紧张，被评估为可以手术的患者一般入院后几天就接受手术。手术前一天中午患者只能吃半流食，晚上吃流食，下午 3 点后患者需喝 2000～3000 毫升泻药来清空肠道以避免术中被污染和感染。一些患者晚上还需额外灌肠以进一步清空肠道。晚上护士会给患者服安眠药以辅助睡眠。此外，术前一天的上午护士还会来给患者抽血、刮体毛、量体温、量血压、告知手术流程和注意事项，下午医生、麻醉师要对患者和家属进行手术告知，并让他们签署手术同意书。这些术前的流程——饮食改变、肠道准备、药物服用、身体清洁、手术告知和签字等如同上"战场"前的一系列"仪式"，让患者越来越感到"重大事件"的临近。

食管癌手术从准备到结束常常持续几个到十几个小时。有患者表示，手术如同进入屠宰场，在他手术那天整个医院总共有 60 多台手术，如他一样的患者被推进手术室切割掉一些东西，又被推出来。手术治疗把患者当作可以解剖的"肉体"，切掉肿瘤如同切掉一块坏了的肉，而患者不愿仅仅被当作手术台上任人宰割的肉，他们声张自己是有性格有情感的人。然而面对突如其来的重病，他们无法主宰自己的身体，只能听从医生的安排"任由宰割"了。术中，患者身上需要多处开口并切断胸骨，这让患者被切割的感觉更加强烈。医疗话语把手术等治疗作为"帮助"病人康复的手段，而患者的话语却把自己比喻为手术的"受害者"，在治疗中备受"压迫"。

## （二）管子的束缚与自我的危机

术后从麻醉和监护中醒来，患者会发现自己的身体发生了巨大变化。在笔者调查的病区，患者术后身上一般会插七八根管子。一是胃管：手术切除了一段食管，需要通过提高胃在体内的位置来连接食管；这时需要在胃里插入一根管子来抽掉多余的液体以减轻胃的重力，从而减少食管承受的拉力以辅助连接口（又叫吻合口）的愈合。[1] 二是肠内营养管：患者术后一星期左右为禁食期，身体需要的营养液从鼻腔通过这条软质皮管直接输到肠道。三是尿管：手术中插一条尿管以辅助膀胱排泄，避免术中尿液感染；这条管子一般术后两天拆除。四是胸管：手术开胸后，胸腔侧面会留一条或两条胸管，以引流胸腔中由手术导致的多余血水。[2] 五是颈部的管子：有的患者颈部会留下两条引流管，或者插一条中心静脉导管用于打针。六是腹腔引流管：一些患者腹腔左右侧还会插两条引流管，以引流腹腔的血水。若患者术后出现吻合口瘘，导致液体进入肺部或胸腔，更多的引流管会被安置在患者的胸侧或后背以引流液体。患者若出现呼吸不畅，如前文的 J 伯，还需插入气管以辅助呼吸。这些管子需要不断地拔出、置入、清洗、调整、通畅，这对日常护理人员是挑战，更是对患者的巨大考验。外插管子从医学上讲是对患者的救治措施，但在患

---

[1]　如果吻合口愈合好，胃管 7 到 10 天后就可以拔掉，而一旦出现并发症，胃管可能在患者体内置留很长时间甚至超过一年。

[2]　术后患者咳嗽的情况直接影响血水排出的情况，因此也影响管子的拆除时间。

者的感知上是没有主体性的异物嵌入有主体性和感觉的身体里。一些患者术后会不自觉地试图拔掉身上的管子。如果术前的各项检查只是患者身体的私人空间被"窥探"和"曝光"（Corbin，2003：261），那么术后的管子则直接打破了患者身体的边界。身体的完整性被插入的管子破坏，这不仅引起患者生理的不适，也破坏患者对自我的感知，威胁着自我的完整性。

这些外接管子紧贴身体，无时无刻不跟随着患者，患者需要时刻注意不要牵扯到它们。当管子连接着不同的液体滑入身体空间的时候，患者躺在床上更是无法动弹。访谈中的每一位患者术后均表示自己行动受限、"手脚都被绑住"、感觉不自由。而这种不自由状态或许会随着术后并发症的不断出现持续很长时间。笔者早期追踪的 21 位食管癌患者中超过 5 位术后几天就出现了并发症，在医院住了几个月迟迟不能康复。HW 伯就是其中一例。在遇到 HW 伯之前，他已经在医院进行了几个月的放化疗，放化疗遗留的十几个黑色针缝口在他身上各处清晰可见。手术后医生告诉他过 15 天如果检查没事就可以出院。然而在术后第 14 天 HW 伯出现发烧症状，检查发现胸瘘，而后不久又出现胃瘘。为了引流胸腔和胃部的液体，医生在他的胸腔、腹腔安了引流管，在后背上也开了个口，埋了十几厘米长的管子。HW 伯表示他每次躺下就会硌着管子，有强烈的痛感。每次见到研究者，他都不住地感叹自己身体已经"千疮百孔"。调查期间他同屋的另一个患者即将出院，他无比羡慕地说，"你不用插管了，穿牛鼻放开了啊。他们都赶你走了，我可是一直被'绑'在这里，想被人赶走都没法子"（20150117TJ）。一个"绑"字形象地表达了他被管子束缚在病床上没法自由活动的状态，以及他内心强烈的抵触情绪。HW伯的表述反映了大多数患者术后的心态。而面对威胁生命的疾病，患者也只有无奈地接受这种被"绑"的状态。

　　在被"绑"的状态中，患者对时间的感知发生了变化。手术中患者的一些神经被切断，阻断了身体感知与大脑的传输。术后一段时间患者的身体不会告诉他们饥饿或困倦。术后患者大多睡眠不好。打过吊瓶，患者基本上睡一小时就得起来去洗手间，全身的管子让去洗手间变成一件费时费力的事情。患者晚上睡眠时间最多四五个小时，这对他们来说更是困扰。一位患者表示，"一天24小时在这里真要命"，自己睡不着，又活动不便，躺在床上看着天花板感觉时间特别漫长（20141231TJ）。个人健康的时候，时间是开放的，开放给个人进行自我选择的活动；而生病中，时间却不受自己控制，只能围绕着治疗方案安排（Corbin，2003：259）。此时，患者的身体好像一个监狱，让人身陷其中（Corbin & Strauss，1987：263）。被管子束缚着，患者哪里也去不了，什么也做不了，只能看着钟表在规定的时间吃药、打针、锻炼，其他时间则陷入无尽的等待和胡思乱想中。另一位患者表示，术后躺在病床上漫长的一天天里，他始终也想不明白："一个人在家里做做工，在社会上好好的一个人，突然被……拖来这里，住了近两个月，面对这两堵墙，天天对着天花板，真的痛苦。这时候头脑真的很乱，蒙胧蒙胧的，很惨，看到什么都感到厌烦。"（20160117DY）患者身体的时间节奏被手术完全改变，而术后恢复的不可预料性也让时间变得不可预料，这给患者带来极大的无助感。

术后满身的管子也打乱了患者日常生活的结构和潜存于日常生活中的知识。一位患者过去是军队干部，做事雷厉风行。术后早上醒来，他常常忘记自己身体的疾病，全身插满管子的他依旧会一下翻坐起来，准备起床出发。而这一翻坐就把身上的管子拉得到处都是，有一天还不小心把插在鼻腔的管子拉出来很长一段，吓得家人赶紧去叫值班医生。患者的身体还带着过去军事化的烙印，梦中醒来常常忘记自己食管癌患者的身份，直到身上管子的束缚把他拉回现实。手术彻底颠覆了个人对自己身体的感知。术后，患者的身体成为一个约束，变得异己化而与自我保持了疏离感。患者无法持续过去的生活习惯，这让他们对身体和自我的认知感到困惑。

此外，这些管子也挑战着患者的尊严和形象，给患者的自我造成一种危机（a crisis of self）（Frank，1995：56）。食管癌患者大多数为中老年男性，有的刚从较高的社会职位退休。在女性医护人员和研究者面前，插满患者全身的管子和尿袋常常暴露在外。身体的"异常性"赤裸裸地暴露着，这让他们的形象难以维持。这些外置管给患者带来各种身体不适：刺激咽部引起恶心易导致反流，影响呼吸和咳嗽，导致身体其他部位难受。管子让术后伤口疼痛的患者更加痛苦，一位患者表示，"全身都痛，痛得睡不着觉，坐着也痛，站着也痛，躺着也痛，腰上的管子一碰到就痛，管子放在各处都不舒服，不知道何时才能好"（20160115TJ）。一句话里无数个"痛"字似乎依旧无法表达他的痛苦。巨大的身体痛苦和长久的病痛折磨让患者心理极其脆弱，很多患者每次换药打针都很惶恐，还有成年男性患者在打针的时候哭出来，打完针后也没法停住，要"哭大半天"。痛苦嵌入患者的主体感受，本能的哭泣让患者顾不得面子和形象。患者观察到自我的形象摇摇欲坠，但在身体需要面前，尊严、面子、身份、地位都退居二线。

## （三）身体的重新适应与艰难康复

与插管对患者的"绑"相反，拔管则预示着病情的改善和出院的临近，对患者来说是"解放"。本章前面介绍的J伯前后在医院住了五个多月，身上各种管子伴随他住院出院再入院，2015年4月底他做了最后一次检查，发现恢复良好。得知结果的这天他特别高兴，见到病区的医生和护士就说"终于解放了，终于好了！"。经历了五个多月的磨难，J伯身上的管子总算被拔掉了，他极度开心，高呼"解放了"。然而拔管只是恢复的另一个开始，并不是如大多数患者预期的那样"终于好了"。

手术让患者身体的部分功能暂时丧失或永久改变。患者过去的生活地图被完全打乱。那些习以为常的生活方式变得不再适用，患者需要去重新摸索和熟悉新的身体地图。最基本的呼吸、咳嗽、吞咽、喝水、进食、排泄①等从出生就会的自然行为，患者现在却需要如小孩子般重新学过。而成功的恢复也需要患者重新掌握这些与生命息息相关的行为。以咳嗽为例，食管癌手术中，患者肺泡被抽掉导致肺部收缩，术后患者变得"不会"咳嗽了。而咳嗽关系着肺的扩张、呼吸的顺畅性、肺和胸腔血水及痰液的排出。医院鼓励患者术后每个小时咳嗽 5～10 分钟，睡前咳痰后再入睡。如果患者术后长时间不咳痰，就需要人工吸痰，这会给患者带来另一番痛苦；而且吸痰费用昂贵（一次三四百元）。术后不咳痰更可能导致患者肺部感染，无法自主呼吸，需要呼吸机辅助（一天费用两三万元）。笔者所在病区的护士用不咳嗽可能导致的巨额花费和严重后果来告诫患者，鼓励他们忍着疼痛学习咳嗽。护士们也会像教小孩子走路一般教患者如何正确咳嗽，甚至专门开设讲座讲解咳嗽的要领。虽然身体虚弱、伤口疼痛，大多数患者在医护人员面前都会如学生一般认真地"学习"咳嗽。

手术让患者体内器官的位置发生改变，患者以前的生活模式从睡觉姿势到身体活动也需要重新规划。食管癌切除术通过提高胃的位置来把切断的食管重新接起来，在此过程中贲门（连接食管和胃的部分）被切除，胃没有一个"开关"，胃液很容易反流，因此患者的睡觉姿势需要改变。

---

① 拔掉尿管后，患者可能会感到小便刺痛或者困难，因此需要重新练习和适应。

术后患者终身需要睡很高的枕头或多个枕头以把肩垫高，并用斜坡卧位休息，不能平卧。此外，患者身体不经意的动作就可能导致胃里食物反流，比如本章开头的 J 伯因为蹲着刷牙导致胃液反流引起感染而再次入院。术后患者感到自己的身体不再是之前熟悉的模式，日常的身体动作和活动方式不能如过去一样随意进行，而需要特别注意或彻底改变，这也影响个人内心的连贯性和自我的一致性。

术后最大的适应问题还是吃东西。术后一星期左右为禁食期，患者依赖外接的营养管维持身体需要的营养。营养管摘除后，患者需要练习进食，从流质过渡到半流质食品，再慢慢恢复到正常饮食。Wainwright 等人（2007：759）的研究显示，食管癌病人术后重新进食如同切除下肢的病人重新学习走路一样困难，然而食管癌病人进食受到的专业指导远远少于重新学习走路的截肢病人。在 Z 医院的一次访谈中，笔者见到一位患者摘除营养管后第二天进食的场景：六十多岁的患者在病房外的休息区坐着，妻子站在身旁用小勺子半勺半勺地喂他肉汤，之前当过军队干部的他现在又回到了小孩子的状态，需要人一口一口地喂。妻子讲，患者刚拔管可以喝水了，他拿着杯子就想要大口往下咽，被旁边的护士看到后马上阻止才没造成严重后果。患者拔管后只能一点点地喝水，过去习惯的喝水和吞咽方式不再适用。而当了一辈子军人的患者只会大口喝水、快速吞咽，不知道如何"正确"地喝水，不得已家人才想到拿着小勺子一点点喂他。患者术后的适应包括重新摸索身

体可以承受的进食方式、内容和数量。开始吃东西是身体
恢复的表现，但患者常常忘了自己病人的身份，还是像以
前一样进食，或者急于恢复到术前正常的进食状态，然而
他们的食管以及胃往往不能承受过去的食物量，吃得太多
太快可能让身体重新出现问题。而这些问题在医院仅仅是
初步显现。一些患者到出院前还没有拔管，一直用鼻饲管
打营养液维持身体所需。不少人带管出院或刚拔管就出院，
对这些患者来说，出院后将会面临更严重的考验（见第
五章）。

此外，手术即便成功也可能出现一些并发症，给患者
的身体带来更深的痛苦。患者 B 伯在 Z 医院住院 48 天，经
历了三次开胸手术。第一次食管癌切除术后胸导管结扎不
成功，在半个月的时间里，又加做了两次开胸手术，效果
都没有达到预期，导致淋巴乳糜液外漏发展成乳糜胸，这
几近要了他的性命。当初从家乡来到 G 市 B 伯本就不愿意，
被儿子劝说十天半月治完就回家。但 B 伯一直告诫儿子们
说"手术有风险"、"汽车发动机坏了，修理的过程可能会
把波箱搞坏"。他始终对手术治疗心存顾忌，但无奈没有更
好的办法，"在医院时，许多次都以为自己会（去世）被儿
子用书包背回来……"（20190612TJ）在术后被并发症困扰
的日子里，B 伯后悔决定来 G 市做手术，认为手术让他的身
体进一步被破坏，而一旦出现意外，他可能连家也回不
了了。

在术后艰难的康复中，患者的身体和头脑每天都在进

行谈判，头脑需要不断地去感知和妥协不合作不听话的身体，然而身体适应的困难还是让头脑难以理解和接受，如一位患者表示，"我现在，还是接受不来，一个好好的人，去到医院，就被处理成一个残疾人。出来之后，吃啊什么的都不顺利。"（20150117DY）对食管癌患者来说，进食的问题和身体的其他不适时刻都在提醒他们自己癌症病人的身份。患者感觉过去可以随意操控的身体不再能被依赖来进行哪怕最简单的日常活动。身体的症状难以忽视，这让患者质疑在医院里的治疗本身，怀疑是手术一类的"破坏性"治疗让"好好的人"变成了"残废人"，损坏了身体的功能。手术让患者病态的身体及病人身份在感知上被强化和再生产，身体反而落入无法康复的状态。

## 三　身份和自我的中断及转变

疾病改变身体、自我和周围环境的关系（Hydén，1997：51）。术后，患者感觉身体不受自己主宰，不再觉得自己是一个完整、正常的人，这也影响到他们对自我的感知以及与他人交往中身份的定位和实践。

在家庭关系中，疾病让患者迅速从一个照顾者转变为被照顾者。在 Z 医院胸科我们访谈的大多数患者都在 50 岁以上，这与该科室以中老年人更常暴发的食管癌和肺癌为主相关。这些患者大多开始从工作场域退出或处于退休状态，已经不是家庭中最重要的经济支柱，但病前他们仍在帮助子女照顾下一代。而一发现癌症，患者就从对家庭做出贡献的活跃劳动者变成了完全依赖家庭的人。Lisa Diedrich（2007：116）指出，"照顾者和被照顾者之间的关系常常是等级的，二者对立的"。疾病打破了患者家庭原有的秩序，改变患者在家庭里的位置。一位患者的成年女儿向笔者感慨："（父亲）在家是一个非常精明的人，到了这边变成小孩子似的，我瞒住病情，说什么他都信了"（20141223TJ）。从一个精明能干的人变成一个对女儿特别听话的人，年老的父亲和成年女儿的角色发生了转变。除了经济上依赖儿女，患者在整个求医过程中从入院、检查到食宿等完全依赖亲属，在此过程中变成"小孩子似的"，对女儿的话"说什么都信了"。另一位患者对自己依赖儿女的现状感到十分沮丧："以前在孩子面前，我就是一个有权威的父亲，孩子从小到大，大小事宜都要问过我的意见，像不久前女儿开服装店，应不应该啊，生意这样做好不好啊，都要请教我，儿子在工作中遇到人际交往问题，员工、老板之间有矛盾，也要不时来请教，也感叹我的主意好。而现在，我竟然变成了一个孩子，要他们来照料来看管。"（20150117DY）这种巨大的角色逆转让患者极度失落、感到自我价值的丢失。患者对家人的依赖面临很多不确定性，关系着家庭成员中照顾责任的分配，家庭内部情感的紧张和冲突，孝顺、忠诚等价值观念的执行和违背。因此疾病既是对患者个人的挑战，也是对照顾者的考验。调查的患者中，大多在住院期间由超过一个直系亲属照顾，这样照顾者能得到一些休息和分担。而对那些只有一个照顾者的患者来说，一旦他们与照顾者发生冲突或者家属因照顾的劳累而暂时退场时，患者会处于很"悲凉"的处境（如术后得不到合适的食物），影响到术后的恢复。而出院后，患者的状况和需求会进一步对家庭关系构成挑战（见第五章）。在中国场景下，社会文化因素对患者获得的照料有很大影响，如孝的观念可能影响家庭成员对患者的态度，但不能遵守这些规则不仅影响患者获得的实质照顾，还给患者带来额外的心理压力，尤其是当同一病房的其他患者获得较好的家庭支持时。

癌症及其治疗也导致患者社会身份的失序。笔者研究团队成员在一次访谈中偶遇自己的高中老师也在同一个病区，她记录道："他在此手术，第二天就要出院了。全然没有讲台上的威仪，此时我高坐在靠椅上，他却像个犯错的孩子蜷坐在地上的小板凳上，和我讲话都是轻声细语的，而且全程捂嘴，躲闪着我的目光。我故意提起他当年的教学风采，他立马神采奕奕，而后，他又低头轻声说，现在哪敢想这些事了"。（20150121DY 田野笔记）患者的疾病让他不再能担当教师的社会角色。而在自己最"狼狈"失意的时候，他见到了当年的学生，老师和学生的关系被患者和研究者的角色取代，这让患者颇感"自卑"。虽然想起自己过去的教师角色所带来的"辉煌"，但现实的身体情况让他马上意识到未来维持该社会角色的渺茫，因此发出"哪敢想这些事"的感慨。疾病让患者对自己是否还能从事过去的工作，是否能保持自己的社会"价值"产生怀疑。对于食管癌患者，由于食管经历了人工再造，患者呼吸不如以前顺畅、体力衰退；在食管手术中，一些患者喉部神经也有一定损伤，导致术后几个月发声困难或声音变小。这让大多数食管癌患者术后不能（及时）从事过去的工作。所访谈的患者中，仅有一位做生意的患者在住院期间一直在指挥助手处理生意上的事情，没有中断。工作角色不能担任立即给一些患者带来经济上的危机。一位发电工患者住院后不能上班，他的工资立即从之前每月2000多元变成只有500多元基本工资。而食管癌的治疗和康复过程是漫长的，患者短期内并不能回到工作岗位，经济收入的下降和昂贵的治疗费用让患者颇感压力。对那些已经退休的患者来说，患病前他们大多还积极地参与一些公共事务。如LZ伯生病前是村里老人组理事会的理事，负责村里拜祭游神、修缮祠堂、村容村貌建设、纠纷调解等事务。然而疾病让他（暂时）不能再继续这些过去带给他社会尊重和自我价值的活动，他表示自己"以前在工地，呼唤工人，要大声便大声，小声就小声，现在气若游丝，哪有之前的气势。更何况，现在吃饭还成问题，走路走不远便要喘气，容易累，更是没法干活了"（20150117DY）。食管癌带走了患者正常的饮食能力，也带走了患者的正常活动、工作和身份价值。住院期间每次讲到过去，LZ伯就表现出对人生的不解，常常难过无助地说"好人没有好报"！每说到此他便眼睛红红的，喉咙有些哽咽。

食管癌患者术后的身体限制和病人身份也给他们的人际关系带来危机。患者术后正常活动都不能单独进行，更不要说正常的社会交往。自卑感让他们对人际关系格外敏感，有的渐渐减少与过去朋友同事的联系。LZ 伯讲到社会关系不时地将过去和现在做对比，他提到自己过去备受尊重，而生病后有些人没来看望过自己，来医院探望他的人或许也不是真的关心，自己现在就是"虎落平阳"。他表示自己以前很关心国家大事，看电视"看到有任何对于中国不利的言论，都会很生气……现在，不想看了，没心情看电视，总觉得，社会与我无关了"（20150117DY）。漫长的病床生活让他不断思考生活的意义，重新考虑自己与周围人、与社会的关系。疾病带给他的隔离感和人际交往的窄化让他感觉"社会与我无关了"。另一位患者在术后最后一次访谈中也悲观地表示，他对什么都没有信仰，只信仰自己。他说自己没有什么资格对这个社会做太多的评论，让研究者不要太信他，都是浪费时间。"浪费时间"的表述是患者心情的流露，他不明白生活的意义何在，感到与别人的交往和交流都是在浪费时间。患者术后在医院经历的身份和人际危机仅是开始，出院后这些问题将会进一步凸显出来（见第五章）。

当社会角色受到限制或被削弱，患者自我的有效性或合法性也会受到质疑。个人的自我是社会建构的，反映了与他人和社会的互动，很多构成个人自我观念的内容都与一生中完成和承担的社会角色相关（Cheston & Bender,

1999）。如前所示，病后患者无法完成之前角色赋予的很多
义务。迷失在对疾病的焦虑和担忧中，患者常常无法正常
吃喝睡，更不要说继续病前的生活目标。食管癌术后的高
并发症、复发率以及死亡率让大多数患者将面临日益严
重的病情，在疾病中存活成为他们未来很长一段时间的目
标，这个目标是纯粹身体的，即维持器官的存活（Cassell，
1992：245－246）。而一旦人生目标变成仅仅是存活，日常
生活围绕着癌症治疗进行，患者的自我就丢失给了疾病。
患者感觉越来越不能掌控自己的生活和未来，不确定自己
在世界上的位置，这威胁到他们的自尊甚至自我认同。本
章开头的 J 伯因为手术并发症反复入院，在此过程中从一个
温文尔雅的"好"病人变成了一个斤斤计较的"麻烦"病
人，病区的医护人员分析 J 伯前后变化的原因可能如下：对
家庭经济很担忧；对反复出现并发症的不理解；心情烦躁，
怕疾病不好。面对疾病的威胁和长久折磨，一生从事教育
事业、温文尔雅的 J 伯开始变得烦躁易怒。在经济、身体和
心灵多重压力下，他不得不变得"斤斤计较"。患者的尊
严、身份和自我价值在疾病、治疗及其带来的苦痛面前都
渐渐地失去重量，变得不再有之前的意义。患者感觉自我
形象受到威胁，却也难以发展出一个有价值的新的自我。J
伯在自己病得最严重不能发声的时候仍在笔者的笔记本上
写下"我一生从事教育工作，我很热爱它"。病中，J 伯唯
有将自己与从事一生的教育工作联系起来，紧紧抓住自己
过去的特质和技能来重申自我的"价值"。

## 四 讨论和总结：食管癌患者的身体破坏、身份失序及自我迷失

随着癌症的高发和医疗技术的进步，未来中国社会会有更多接受各种癌症治疗的患者。癌症患者往往需要长期治疗，涉及各种治疗手段包括手术、放疗、化疗、免疫疗法等。在此过程中，患者的身体和心理面临巨大挑战。本章以食管癌为例，看食管癌的治疗给患者带来的影响，这些影响在术后具体表现在三个方面：患者身体的巨大变化，让其不同于之前健康的身体形象和状态；身体问题威胁到患者社会身份的实现；身体变化和身份失序也导致患者对自我的认知发生变化。

从感知到进食困难或被确诊为食管癌开始，患者的生活就开始被打乱。术前患者的身体被各种医学检查数字化地衡量，手术将身体当作可以拆解和修补的"机器"，术后患者遵从医生的指导重新练习身体功能。整个治疗流程的每一步都带给患者诸多挑战：手术导致身体"千疮百孔"，术后插满全身的管子对身体的束缚，以及恢复期基本生理功能的重新学习和适应。在此过程中，患者的身体被不断异化。术后，患者不能依赖身体来进行哪怕最简单的日常活动，感觉被自己的身体背叛。患者也质疑是生物医学治疗本身破坏了身体的完整性和功能性。一些患者把自己比喻为手术的"受害者"，怀疑是手术一类的"破坏性"治疗

让"好好的人"变成了"残废人"。在术后身体痛苦的日子里，患者有时抗拒生物医学的治疗，强调身体的完整性和功能性，然而面对重病的威胁，他们没有更多的选择。

食管癌患者身体的变化也让他们在自我呈现和身份协商中遇到问题。手术后，身体的变化让患者被迫改变家庭和社会角色并压缩社会空间。患者生病后由家里的劳动者变成了被照顾者，其社会角色以及相应的责任义务也被长时间搁置一旁。病人身份也给患者的人际关系带来危机，患者入院后无法继续之前的一些社会交往。身体的改变和社会角色的失序更深层地触及患者的自我存在和价值。在中国文化语境下，家庭和社会关系在个人的自我价值衡量中尤其重要。身体导致的家庭和社会角色障碍以及关系紧张给患者带来巨大的压力。食管癌患者大多为中老年人，他们的社会角色和关系在人生中趋于稳定，而一旦这些角色和关系无法维持，患者大多感到自我价值的丧失。此外，社会角色关系着特定的权利和义务，当患者无法履行角色赋予的义务时，他们主张的自己的权利也面临不确定性（如患病后对家庭持续不断的经济和照护需求，尤其当社会福利制度不健全时）。患者的苦痛不仅仅源于身体症状，还源于疾病对社会关系、自我和身份的威胁。而癌症的治疗是长期的、缓慢的，食管癌更是一旦被发现并开始被治疗，患者的身体和生活就会永远受影响，这在患者出院后会更加凸显。

对患者住院期间治疗体验的研究可以提示我们反思癌

症的治疗本身。当下医疗建设越来越朝高精尖的方向发展，在科学的指导下这些高精尖技术能切割掉患者的肿瘤，却不一定能改善患者的福祉。对食管癌患者来说，手术不仅仅是对疾病的治疗，也可能破坏他们身体和自我的完整性，随之带来的可能是自我认同和社会身份的混乱。手术等治疗只是针对患者身体的修补，并没有解决患者的苦痛，而这些苦痛不仅仅是身体的，更来源于身体的改变影响了患者日常的生活、自我和身份，一旦这些改变处理不好，患者的恢复也会格外艰难。对于食管癌患者，治疗应不仅仅包括肿瘤切除和伤口愈合。癌症患者康复艰难，术后难以在社会中重塑自我和身份，因此在得病和治疗中有长期的心理需求。然而我国当前的医疗体系很少关注患者心理和情感的需求。即使提供心理关注，也是把心理问题当作疾病来治疗，而不是对患者作为人的整体方面的恢复做出支持。对癌症患者而言，肿瘤的切除可能会影响终身，未来在治疗方案和医疗支持方面需要把患者身体、自我和身份的断裂纳入考虑，尽量延续患者的自我意识，减少患者的客体化和异化感。而在下一章可以看到，患者出院后持续的康复问题将对当下的医疗服务提出更多的挑战。

# 第五章
# 归家：从断裂到延续？

住院期间，归家是患者最大的希望。回家就象征着回到熟悉的地方，恢复到过去正常的生活。患者和家属出院的时候都喜色溢于言表，有种劫后余生的感觉。"从潜意识里觉得这里不是应该待的地方，然后医好了就回家。是一种归属感吧，家才是有归属感的。"（20190731－02YZ）然而，出院后，患者会面临饮食起居、食管狭窄、持续的治疗需求、身体的不确定性等诸多问题。食管癌术后患者的存活率低[①]，这让食管癌介于慢性病和致命疾病之间。虽然近些年医疗技术的改进让死亡率有所下降，但患者一旦患病，康复的效果可能并不理想，且生活长期受到严重影响。Z医院长年照顾癌症患者的医护人员认为食管癌患者是痛苦的癌症病人中尤其痛苦的一类。这种痛苦不仅仅是在住院期间，更是在出院后。本章通过追踪一些患者出院后的经历，来看患者回归家庭和社区后的疾痛体验。

---

① 2012年的统计数据显示，食管癌死亡率达总发病人口的88%，尤以东亚地区男性食管癌病人的死亡率为甚。World Health Organization，"Globocan 2012：Estimated Cancer Incidence，Mortality and Prevalence Worldwide in 2012"，引自 International Agency for Research on Cancer （http://globocan. iarc. fr/Pages/fact_ sheets_ cancer. aspx），2013。

# 一 出院：新的断裂和冲击

如果说住院期间是在一个陌生但有专业人员指导的环境中接受治疗，患者出院之后回到熟悉的家，却进入了迷惑和彷徨的陌生处境。事实上，患者和家属"不懂就害怕"的焦虑从快要出院的时候就开始了："他那些伤口都不知道怎么处理，然后还有很多吃的喝的，他能吃什么、不能吃什么，我们也不太了解……医院照顾得很好，然后人也很多。就是想着回家之后的伤口问题，我们又不敢乱碰这、也不敢乱碰那。我们也不懂。"（20190731－02YZ）"要说压力的话，还是担心而已，就是担心吃什么，然后不知道该怎么样护理、病情会发展到哪里。"（20190731－01YZ）入院时，患者从本地医院一级级往上走，最后才到达全国知名的Z肿瘤医院；归家则是一个直接的过程：从医疗资源最集中、指导最专业的地方，一下落入一个没有任何指导的境地。面对日常难以接触到的癌症重疾，患者和家属所知甚少，因此，出院的喜悦常伴随着不确定的焦虑。

## （一）带管出院

2016年1月6日，H伯出院。女儿前几天已经提前买了6日晚上8点多回家乡的火车票，这样可以把白天的时间预留出来"把该问的都问清楚了弄明白了再回去"。从 5 日开始，胸科护士长就开始安排护士教授他们出院回家后管子护理的知识。但到了晚上女儿对回去后该如何照顾父亲依旧茫然无措。6 日白天，护士长亲自教授了 H 伯女儿如何护理管子、如何用甘油注射器注射营养液。此后，H 伯也来找护士长亲自学习各种管子的处理，心里不放心女儿一个人的学习，也担心回家后的照顾问题。这天，H 伯和女儿一直待到下午5 点多钟才从医院离开赶往火车站。女儿把从医院带回去的 30 多袋营养液，以及各种药物装满了 3 个大纸箱子。走的时候女儿左右手各提一箱，背上还背了一箱，H 伯挂着鼻饲管却已经开始承担起工作，手里提着一个装满生活用品的桶。他们还要坐 4 个多小时的火车才能回到家乡。(20160106TJ 田野笔记)

这是笔者田野科室一位"带管出院"的患者离开医院的场景。在国内如 Z 医院一般的大型医院，患者蜂拥而至，床位紧张，为提高病床周转率，医院竭力控制平均住院日。Z 医院胸科的患者手术住院的时间并不长，从入院到出院一般一周左右，如遇到并发症可能延长一些时间。大多数患者术后刚拔管，喝水不呛咳，就出院回家。但在极短的时间内，很多患者手术伤口并未完全长好。另有不少患者在术后尚未完全康复的情况下"被迫"带管（身上插着的胃/肠内营养管尚未拔掉）出院。就在 H 伯出院的前两周，其所在病区已有四个带管出院的患者，每个人出去都要带三箱半的营养液，这些营养液仅够患者用一个月，一个月后患者需要回到医院再次检查，再决定是拔管还是继续购买营养液。对于带管出院的患者，他们需要在家自行注射营养液加强营养。这些患者回家后的生活怎么样？会遇到什么问题？

食物及进食在社会中发挥着重要的作用，体现在生物的、社会的、宗教的、象征的各个层面。对个体来说，自主进食不仅关系着身体营养的满足，也是一个人独立自主的表现。当一个人失去吃饭的能力，个体将遭遇极大的生存困境，遭遇生活不能自理带来的自尊心的丧失感。另外，插管进食作为一种持续的医疗干预，给出院归家的患者带来持续的割裂感。身体的边界被外界的"异物"入侵，出院时期待的正常生活也无法恢复。在插管的这段时间，患者不能用口吃饭，哪怕闻到或看到食物感觉很吸引人。而很长一段时间不吃饭，患者嗅觉、味觉都受到影响。此外，食物与营养的提供，如母亲给孩子喂养母乳、家庭成员为家人准备饭菜，是人类社会表达爱和情感的普遍方式（Mc-Cann，1999）。插管进食也关系着家庭对其成员的关爱与照顾。进食一旦出现问题，则给患者的照护者带来沉重的心理压力和负疚感。

大多数患者和照顾者对带管出院回家自己打营养液深感压力，如同 H 伯和他的女儿，出院之前来找医护人员问了又问，紧急学习对他们来说完全陌生的知识。也有的患者即便带管出院，也选择拔管之前租住在医院附近，以方便随时回到医院获得专业的指导。但对很多"归家心切"

的患者，出院则意味着一家人提着大包小包的营养液和刚刚获得的尚不熟悉的指导回到家乡。H 伯回家后通过营养管注射营养液以维持身体所需，一个月后才回到 Z 医院拔掉了管子。这一个月的管子和进食护理，一开始由陪伴他去医院的两个女儿轮流来做，后来女儿们回归工作，没时间每天照顾父亲，于是女儿教会了母亲，由母亲来为父亲每日注食营养液并清洗管子。但母亲患有高血压，注射的时候常常手抖，几次将甘油注射器弄断，却无法在当地医院买到新的。一家人只好联系 Z 医院的护士长帮助他们购买注射器快递过去。跟 H 伯的情况类似，很多患者回家后的照顾者与陪同去医院看病的人不同。患者一般由年轻儿女带去大城市看病，回家后则由家里的老伴或保姆等照顾。家里的这些照顾者没有在医院接受过护士的指导，且他们年龄偏大，对出院前护理人员教授的健康知识不易掌握。通过管子注射营养液看起来简单，实则有诸多讲究，并可能给患者带来不小的风险。Z 医院胸科提供给患者的指导说明对此有详细描述：

> 防止恶心呕吐、腹胀腹泻，需要保持灌注器清洁，在配制营养液的过程中，避免污染，所配制的营养液尽量 1 次用完，剩下的则放冰箱保存，时间小于 24 小时，如在室温下保存，时间小于 4 小时，每次注入营养液的温度要掌握在 39～41℃，要少量多餐，匀速注入大约 200 毫升每次。腹胀发生时，首先询问腹胀部位、

程度，用30毫升注射器回抽胃内容物和气体，了解是否胃潴留，适当减慢营养液注入的速度，如症状未改善，应联系医生处理；如果发生严重的腹泻等反应时，暂停营养液的注入，及时到就近的医疗机构处理。

注食时抬高床头30~45°或取半坐位，每次注食量大约200毫升，在20~25分钟内均匀注入，每次注食间隔时间2小时以上。在鼻饲过程中，患者出现呛咳、呕吐等不适，应停止注食，及时处理，有腹胀者应给予治疗，并减少入量，以防反流。

避免堵管：注入的营养液要调匀，浓度不能太高，黏稠度不能太大，尽量用液体药物，必须用固体药物时需碾碎溶解后注入，注入含有维生素C的果汁时，要与营养液分开注入，以防止凝块堵塞管腔，注食前后给予20~30毫升温开水冲洗管道，防止堵管。①

上面摘取的这一小段说明文字足见营养液注射的诸多讲究。此外，家属每次注食前要检查导管是否移位，在注射中留意管子是否堵塞，注射后观察患者是否腹胀腹泻，每隔一段时间还要到医院进行导管维护。而哪一个流程做不好都可能给患者带来不利的影响，甚至具有危险性，如严重的腹泻造成水电解质紊乱；堵管后重新鼻饲管置入增加患者的痛苦；管道移位，误入气管引起窒息。这些对没

---

① 资料来源于钟就娣护士长所编撰的《食管癌术后带营养管出院患者的社区护理》。

有经验的照护者来说都是严峻的考验。总之，插管进食可能带来一些负面影响，如呼吸的问题、管道堵塞、焦虑不安（McCann，1999）。插管进食作为一种持续的医疗干预，在患者及其家人出院后却得不到及时的医疗指导。我们访谈的一位带管出院的患者就因为管子的问题出现诸多情况。

> 患者回去后女儿从鼻饲管里为其注射营养液，一个多星期后因为鼻饲管引起发炎，"痛得受不了"，就在老家的医院拆除了鼻饲管，并在县城医院打消炎止痛针。三天后炎症消退，患者开始自主进食，但进食一个多星期后，出现吞咽困难，"有时候有阻有时候又不阻，有时候突然间连吞水都吞不到，吞了又呕出来"。患者食管狭窄，反反复复，于是重新到医院打营养吊针来维持身体的需要。持续了一个多月，患者身体慢慢消瘦，只好在县医院重新置入鼻饲管补充营养，打了十多天鼻饲管营养液，身体状况好转，拆除鼻饲管后重新自主进食，但吃了一个多星期，又开始出现食管堵塞、无法进食。（20190919YZ）

带管出院使患者回家后通过鼻饲管打营养粉，能更好地帮助身体虚弱的患者补充营养，但也让患者在出院后很长一段时间里不能自主进食和饮水，食管得不到及时的（进食）锻炼，更易出现狭窄的问题。患者要等拆掉管道才能喝水、吃流食，再过渡到正常饮食。即便拔管后开始自主进食，患者也面临诸多挑战。上述患者在营养管和自主进食之间的调换，以及两者都遇到障碍，也揭示了食管癌患者术后普遍会面临的进食问题。

## （二）为了生存的进食

"我术后，吃点食物，喝头一口水，感觉非常难。吞的样子，有时候吞得很困难，请教以后是否有好转？需要多长时间？每次就餐不能多吃一口，食物和汤水都不超过100克，多吃一口，嘴巴往外吐，特别稀一点吐得更快，更多，请教什么原因？以后能有好转吗？尊敬的医生教授，我是××（外省）病人，离贵医院路远，如生活上保养、保健、复查请多指导！（出院至今体重减了9斤）"（20190805YZ）

这是一位回医院复诊的患者留下的文字。因为等不到医生，术后一个月回来复诊的患者只好留下一张纸条用工整的字迹写下自己的疑惑。对食管癌患者来说，回家后最大的担忧就是吃东西。患者的留言记录了很多食管癌患者术后的情况：饮食困难、哽咽、反流。已有研究也发现食管癌患者的进食问题包括口干、吞咽困难、胃容量的改变、胃口差、味觉问题、食管疼痛、腹泻、恶心、反流、呕吐、呛咳等（Vicklund et al.，2006；Wainwright et al.，2007）。

从医院回家后，患者饮食的内容和进食方式都发生了变化。术后患者终身要吃比较软的饭，并且为防止术后食管狭窄，患者需要每周进食馒头一类的食物来扩张吻合口；油腻辛辣的东西不能吃，纤维过长的食物要避免。患者也需要改变过去的习惯，甚至从没注意过的进食方式，这让很多患者从一开始在心理上就没法接受。"吞咽的时候，（食管里的）气和真空，让食物难以下咽，只有慢慢来；喝水也会堵，只要下面不放气，就会形成真空地带，连水都下不去……吃药都有影响，只吃药丸，其他的药片都不要，丸子也慢慢磨下去；有时候一吃东西碰到那里（吻合口），还会流血。"（20190613TJ）食管切除术中贲门括约肌的切除，导致胃和食管之间的"开关"失灵，一旦消化道里有空气，食物则难以咽下。为此，不少患者都为如何让食物顺利吞下而犯难："做完放疗之后，就经常会有胃高压、胃胀气等一些不良反应，不像正常人那样。吃饭的时候有时会突然有一种感觉，然后就休息一会、走动一下，慢慢下去之后（再吃）"（20191008YZ）；"我是一边晃动一边吃，找到一个口，然后就下去了"（20190613TJ）。严重的疾病让病人丢失掉那些过去指导个人生活的目标和地图（Frank，1995：1），对食管癌患者来说，他们需要重新去学习进食的方式，去摸索关于自己身体的地图。

然而，进食的困难和进食方式的改变让不少患者常常感到沮丧。患者 LZ 伯表示："术后自己每次只能少量进食，一天吃五六顿饭，说是饭，其实是用鸡汤搅拌的糊状物，哪怕颗粒已经相当细小，吞咽都很困难，稍微大口就呛到，即便是喝水，也只能一滴一滴地进"（20150201DY）。LZ伯表示，每次吃东西喉咙一痛，心情就会很烦躁，感到自己作为一个人肚子饿的感觉都没有了。吃东西不流畅、反流、哽咽，甚至一些患者对进食感到恐惧，"不太敢吃"。进食关系着个人的生存和作为人的基本感知。进食的打乱让患者开始思考作为人的本质意义，饥饿感的丧失更在深层次上触及了患者对生存的思考和对自我的想象。饥饿感的变化是由于手术中胃部上提（胃由腹腔拉高至胸腔吻合，由囊状变为管状），其食物容量发生了变化。患者食欲减少，吃一点东西就会感到饱，因此需要少量多餐，回家后这会打乱家庭内部正常的进餐规律和时间。此外，患者需要家人准备额外的餐食，也需要家人时刻注意哪些食物吃了没事，哪些吃了容易导致恶心、呕吐，这给家庭带来了额外的负担，也给患者带来了心理负担。

食物在人们生活中占据一个中心的位置，饮食更是关系性的实践。在一个饮食发挥如此重要作用的国度，进食问题威胁着患者回家后的家庭互动和社会融入。一位患者就表示自己回家后"主要是吃得慢，吃半碗小米粥，就得花上半小时，餐桌边的人都散去了，就留我一个人在那儿吃，我想吃快点，可是身体跟不上。老婆让我慢点吃，我听着就不痛快了，怎么手术后还会这样呢。烦了就会发脾气。每顿吃得很少，营养又得有，就得分散成几顿吃。有时候一天吃十来顿，我每天什么事情都没做，就只顾着吃这件事了……"（20150201DY）饮食关系着人们生活的连续感，患者回家后却无法像以前一样跟家人一起吃完饭离桌。进食的困难让他心情烦躁。共同进食给家庭成员提供了一个聚在一起的机会，并可以加强社会纽带。出院回家后患者却无法和家人一样进食，即便共同进食，饭间也难以正常谈话和交流。"手术把食管切掉、把胃又拉上来，所以吃的东西一下子到胸腔了，一稍微吃多一点就会拱上来。我说着话就吐出来了，就像现在说得快这样，站着就吐了，所以我儿子说我老吐。"（20191119YZ）患者提及有时候喝水吃东西吞咽不下引起呛咳，鼻涕眼泪都流下来了，不好意思在外人面前吃饭，于是常自己单独进食，更不敢去亲属家串门："吃饭的时候，我会特别注意，万一咽了，控制不住，眼泪也来，鼻涕也来，很难看的，我自己就很怕。我本来不想这样，但没有办法。有的时候会考虑别人，有的时候就不去他们家了。"（20190613TJ）没有胃口或者进食不佳带来社会关系的疏离感，单独进食则造成个体的负担和孤独感。

即便遇到诸多进食问题，患者还是得拼命吃。吃东西才可以维持生命，而一旦无法进食，生命就会受到威胁。"刚出院的时候吃4顿、吃5顿，我就逼自己吃，吐了就吃。能吃就吃，长胖就对身体好，我这是为了自己，为了想活"（20191119YZ）；"我们这样的人最怕吃东西不下。慢慢吃也会堵。"（20160407TJ）很多患者回家后都表达出时刻为进食的担忧。出院后家庭护理的不确定、饮食和营养的问题，以及情绪的焦虑往往让患者更加消瘦。数据显示，食管癌患者术后营养不良发生率为 40% ~ 60% （徐敏等，2016），而营养不良很可能会导致严重的并发症，如吻合口瘘、肺部感染、呼吸循环衰竭等（靳雁等，2011）。这让患者回家后面临一个不确定的康复状态，也更感觉到生命的不确定性。

## （三）持续的医疗需求及医疗支持的断裂

大多数癌症患者出院后都需要持续的医疗支持。研究显示，食管癌患者恢复到术前的健康状态需要三到九个月，术后一年内约 30% 的病人出现复发或并发症状（Blazeby et al.，2000）。一些癌症治疗手段本就带给患者终身的改变，如乳房切除、膀胱切除、消化道重建，出院后患者需要终身服药及复查。对于食管癌患者，他们术后需要终身服抑制胃酸的药，防止胃液反流灼伤食管："现在主要是吃药抑制反酸，每天还要吃药，一天不吃，就会反酸。有一次忘记吃了，睡下去就难受。教授说要吃一辈子的药，活一百岁就吃到一百岁。"（20190612TJ）

此外，出院后不时发生的意外情况也可能让患者需要持续的医疗干预，而本地的医疗资源对患者来说是一个更方便的选择。患者 B 伯从 Z 医院回到家乡后，仅仅在家住了两个晚上，就因为乳糜胸，继续到本地医院进行治疗。"上苍又调戏了我们一回，父亲的病情又出现反复，刚刚燃起康复的希望又被无情地浇灭，重新住进医院。不同的是，虽然都是住院治疗，但是住的是本地医院。在 X 城的医院，有亲戚的就近支持帮助，有同事朋友的关怀慰问，更重要的是本乡本土人情环境的熟悉……一切，比起在 G 市时的艰辛和无助，已是天壤之别。"（B 伯家人记录）B 伯的儿子记录着父亲在家乡就医的感受，这次 B 伯在本地医院又住院了 27 天，经过艰苦治疗和缓慢的恢复，才最终康复回到家里。

对食管癌患者来说，食管狭窄是术后常遇到的问题。此时，患者除了日常吞咽馒头之类的食物来锻炼食管外，还需要到医院对食管进行扩张。食管扩张并不能一次就能解决狭窄的问题，患者需要每隔几个星期扩张一次，先用水囊扩张，水囊扩张不再可行时则安装金属支架。金属支架几万块钱一个，一个支架不行后还要安装两三个。以 L 伯为例，术后三年多时间里已经在家乡的医院进行了二十多次食管扩张，虽然他每天都在家坚持吞咽馒头来锻炼食管，依旧不得不面临食管狭窄的困境。患者回家后更多地依赖临近家乡的医疗资源来进行后续的治疗。L 伯回顾自己第一次到本地医院做食管扩张时，本地医生却从没进行过食管扩张的操作。L 伯凭借自己在 Z 医院食管扩张的经历，指导当地医生如何操作。医生通过给 L 伯扩张食管增进了新技术，L 伯也减少了去外地扩张食管的麻烦，此后的四年多时间里他都在本地医院找同一个医生做食管扩张。

家乡的医疗资源对患者来说方便、可及且价格更加便宜。但在基层医疗机构中，医务人员对癌症一类的重疾可能没有充足的专业知识，有时难以提供有效的帮助。基层医院也缺少专业的设备，如前文中患者需要联系 Z 医院医护人员来快递购买营养液的注射器。访谈中，随处可见患者及其家庭照顾者出院后的迷茫不解，他们需要被指导，但难以获得方便可及的指导。"如果去我们那边的医院，他们（本地医生）也不是做这个专科职责工作。有一些突发情况我们也不懂，而且也怕被耽误，最希望更快的可以联系（专业医生）得到一些建议，该怎么做。"（20190731－02YZ）"（在医院）出现什么问题随时能解决，在家里只能是发微信、打电话给他（医务人员），（医务人员）只能简单回答。人没在医院的话，病情说得不是很清楚。"（20191203YZ）Z医院已是术前和术后教育做得比较好的医院了，但患者出院后普遍存在迷茫和不知所措的情况。医护人员大都了解这些情况，却无力解决。面对蜂拥而至的患者，他们仅仅管理院内的病人已经忙得不可开交了，难以腾出手来跟进出院患者的情况，除了偶尔的回访电话。互联网似乎提供了一个获取指导的渠道，但网上的信息真伪掺杂，让患者难以分辨并获得有实质帮助的信息。"网上说的都不一样，我都不知道相信哪个。什么都有说的，各种病人就不一样，说的又不一样。都不知道是要怎么样着手，所以最主要还是医院能给到什么建议，或者怎么样处理，就放松一点。"（20190919YZ）Z医院医生在患者出院前也会让他们通过一些网络平台如"随医"关注医生，出院后可以咨询。但这样的便捷在实施中并没有想象的那么顺畅。一位患者回家后，花昂贵的咨询费（一次300元）从某互联网问诊平台咨询给他做手术的医生，但患者仅能获得医生简短的回答和让其返回医院来复诊的建议。忙碌的医生并没有充分的时间来回答患者的线上咨询，而患者如果出现严重的问题依旧需要回到医院做进一步检查才能对症治疗。

定期回医院复查或复诊是患者难得的可以再次获得专业指导的机会，但每一次复诊对患者来说都是不小的挑战。食管癌患者在术后一个月、三个月、六个月及一年的时间点都需要返回医院复查，之后每年复查一次。对于外地患者，复查的时间节点更是难得的可以跟医生面对面交流，获得最专业指导的机会。因此，他们会早早地为复查做准备，以 H 伯的一次复查为例：

> 2016 年 4 月的一个周二是 H 伯术后三个月的复查，周一他和女儿就从家乡来到了 G 市，周一下午 H 伯来到了科室病区等教授，和出院的时候相比，H 伯瘦了一大圈，体重轻了十多斤。回家的几个月里他有太多问题想咨询教授，但等了一下午并没见到教授。周二 H 伯按照预约短暂地见到了教授，并在医院做了各项检查。两天后 H 伯拿到各项检查结果。H 伯的检查结果提示食管壁有淋巴结，他不放心，为了亲自听到教授对他的情况的判断和指导，他和女儿在医院旁边的旅店住到周五才在科室再一次见到了教授。这样的检查经历他每三个月就要重复一次，每一次他和女儿从外地赶来都要花上五六天，复查一天、等结果两天，

检查期间他每天都来科室转悠，但常常等不到教授。
为了陪同父亲复查，女儿也提前请假陪同他前来。
（20160429TJ 田野笔记）

每次重新回到医院复查或者进一步治疗，就是新一轮
"麻烦"的看病历程。很多患者每一次复查都要花费几天的
时间。而所有这些持续的医疗需求也意味着持续的金钱投
入：带管出院的营养导管几百块钱一条，食管扩张一次几
百块（如 L 伯在家乡医院扩张一次 750 元），患者需要服用
的药物花费，以及因并发症入院的高额费用。正如一位患
者感叹说："没有钱什么都没有用，这个病是花钱买命的"
（20190802YZ）。当然，随着医保制度的普及和完善，很多
癌症患者后期的用药（如食管癌患者终身服用的抑制胃酸
药物）都开始被纳入门诊慢性病报销目录，这给患者减轻
了不少负担。但对于癌症一类的重疾，家庭仍旧是主要的
支付方。住院期间的巨额花费已经让不少家庭经济紧张，
出院后持续的医疗支出更可能成为一些家庭新的经济负担
（谭晓静，2018）。

## （四）疾病的社会影响

如果说患者在医院是社会关系的剥离和断裂，那么回
到社区似乎预示着社会关系的回归和重续。然而面对社交，
刚刚出院的患者有诸多顾虑。对于尚未痊愈的患者，身上
的管子、尿袋常常暴露在外，术后的伤口依旧带着包扎的

痕迹，身体的"异常性"赤裸裸地呈现在外，这让他们的形象难以维持。有的患者为此选择出院后租住在医院附近或留在大城市的儿女家，等管子拔掉后再回家。

回家，回到过去生活的社区，患者需要面对社会关系和形象的维护。我们访谈的食管癌患者，不少担心出院后会被老家的人或村里人歧视。"社会的眼光我们都知道，我在没得病的时间，也听过别人在谈论别人得病，像谈新闻一样。但我怎么也不会想到，有朝一日，那个人会是我。"（20150105TJ）患者住院时的担心不无道理。多位患者提及，从医院回家，别人知道自己的病情后，邻居朋友会来看望自己，但自己不会去别人家，大家坚守一个默认的规矩："病人不能去别人家"；"生病了去别人那里不好"。一些患者偶有去别人家被嫌弃的经历。患者去邻居家串门，喝完茶离开偶然看到主人把自己喝过茶的茶杯偷偷丢掉，患者回家后难过许久，感觉被人嫌弃了。桑塔格（2003：7）表示，任何一种被作为神秘之物加以对待并确实令人大感恐怖的疾病，即使事实上不具有传染性，也会被感到在道德上具有传染性（引自余成普，2011：164）。食管癌即使事实上不具有传染性，也被赋予符号意义，让他人躲避，也让患者担忧。

为了预防人际交往的问题、维持在社区中的形象，一些患者选择对外隐瞒病情。不少患者在生病后并没有告诉除了近亲以外的其他人，"这是自己的事情，不用麻烦他们"（20190731－01YZ）。一位患者的妻子表示："我连我娘家人都没说，就是他（患者）的兄弟姊妹知道这件事，毕竟很亲……一个是害怕（娘家人）担心、没必要，（还有一个）这又不是什么好事，就自己家能处理也不要跟他们说"（20190802YZ）。隐瞒病情一方面是出于疾病是自家事情、不要麻烦他人的考虑，另一方面也是患者在与他人相处中维持关系和管理形象的方式。患者不愿意每个人都把自己当成癌症病人来对待，即使躯体不能"正常化"，也希望在跟他人的互动中能被"正常"对待。也只有在这种正常的人际交往中，患者能暂时忘掉自己癌症病人的身份以及该身份带来的情感负担。

然而回到社区，患者身上明显的病人特征，如挂在身上还未拔掉的管子、消瘦的身体、（放化疗导致的）头发稀少，让他们难以掩饰病人的身份。随着时间的推移，社区知道患者病情的人日渐增多。此外，并未完全恢复的身体也限制了患者社会空间的移动。患者刚出院回家，走路没有力气，不灵活，坐车难受；如果进食不顺畅，体力进一步下降，更影响和外界的互动。食管癌患者每两小时就要进食的生活也让他们的社交变得不方便，"到时间了也要打（营养粉），他们就觉得我要休息了"（20190806YZ）。进食的困难更让患者无法参与一些与饮食相关的社交活动，比如出席庆典酒席。而一旦在人际互动中遭遇到现实的歧视，患者可能会进一步减少或中断过去的社交活动，待在家里减少外出。这种自我隔绝，作为一种消极的应对或抗争，让患者避免了因病人身份带来的尴尬，却也进一步压缩了社交空间，让期待恢复病前生活的患者回到社区后更加孤独。

疾病带来的长远影响在患者日后的生活和工作中也日渐彰显。大多数患者回家后短期内并不能持续之前的工作或继续之前的生活安排。患者表示，"不再出去打工了"，"不再卖肉了"，"自家的地都荒了、长草了"，"没办法帮儿女带孩子做饭了"，"身体虚，哪能干活"……即便是退休的老人，社交也面临暂时或很长一段时间的中断。如一位老人刚被确诊为癌症，准备进一步检查前就"给老年大学请了假，跟毽友说一声……踢毽子、打扑克这种每个人都是有固定的伴的，一次两次不去还好说，但是你总不去，慢慢就有别人顶替你的位置了，想一起玩也难……"（20190818－02YZ）即便在术后第五个月被访谈时，患者开始和友邻偶尔一起打牌，但身体情况也不允许他做太多事情。对于那些生病后仍然继续工作的患者，疾病也以意外的方式产生着影响：如做生意或开公司的患者，因为手臂上（方便打针和化疗）的 PICC 置管在去银行贷款时被拒，银行担心患者重病去世还不起贷款。对于政府部门的工作人员或行政人员，癌症一类的重病则直接影响其未来晋升的可能性。疾病不仅仅给患者个人带来影响，也波及患者家人，如父母患癌可能影响子女婚配，因为他人会担心其子女是高危人群或家族基因有问题。

疾病的不同面向可能会以重叠的方式相互强化和放大，病人生活中一个领域的自我丧失往往会螺旋式地上升到另一个领域的自我丧失，从而带来更严重的后果（Lawton，2003）。对于不少癌症患者来说，生病之后可能会因污名感到自卑，进而退出职场、社交等活动，这让他们生活在更有限的空间中。更少的社会活动参与也意味着，他们没有足够的机会通过与他人的互动来证明和实现自我价值，这进一步加重了他们的自我丧失感。而这样的状况随着时间的推移会发生改变吗？

# 二　人生进程的延续

尽管慢性疾病给患者及其家人的生活带来了不可逆的改变，但是在适应层面上，人们可以将疾病后的生活整合进原有的人生进程中，将过去和现在的生活融合。因此，在慢性病的应对中，除了"人生进程的破坏"，还有一个替代的或者并行的过程，即"人生进程的修复"（biographical repair）：修复的过程包括恢复过去的身份，重新评估发展中的自我，让生活和自我去适应受损的身体，也试着接受和适应病后新的身份和角色（Charmaz，1995）。随着时间的推移，疾病融入人们正在进行的生活中，人们将过去与现在的身体、自我及社会生活相融合。尤其对于老年患者，其患病经历可能同时出现生命历程中断和延续（biographical continuity）的感受（Sanders, Donovan & Dieppe, 2002; Williams, 2000）。本节通过对几位术后多年的癌症幸存者生活全景的描述，来看他们患病多年后的适应情况。

## （一）新旧生活的融合

B伯：65岁的B伯，生病时刚过60岁，手术至今已5年多。入院前他是镇上的干部，临近退休，身材肥胖。病后在医院暴瘦下来，从病前的200多斤，到现在稳定地维持在160斤左右。病前他抽烟喝酒，病后戒烟戒酒，但近两年他又重新开始了抽烟。5年后B伯坚持跟常人一样一天吃三次正餐，然后早晚额外喝一次营养粉。B伯退休两年后又被返聘回去指导本地的工程，跑工地晒了一身健康的肤色，瘦下来后更显干练。刚出院时B伯因为乳糜胸在家乡的医院又治疗了很长一段时间。5年后B伯自觉很健康，除了偶尔有胃酸反流。他也习惯了把抑制胃酸的药像烟一样随身揣着，每日饭后和睡前都吃。B伯和妻子、老母亲生活在镇上，两个儿子住在城里，有事随时返回来提供帮助。B伯也养成了固定的忙碌生活模式：每天散步，有空就回老家干农活——种菜、养鱼，骑摩托车到处走，返聘上班后更加忙碌。因为生活在食管癌的高发区，B伯周围人对食管癌并不陌生。"他们现在都知道，癌症不会传染的，（朋友）还是一起吃饭，一起搓麻将。但是确实有些人会看人不起，但你不跟别人一起，心情会更糟糕。"探访的路上，B伯的儿子指着路边一栋民房说，"父亲刚生病那会，一家人心里没底，家里准备，大不了把这栋（空置的）房子卖了给父亲治病。"B伯常挂在嘴边说"我都是（经历过）癌症的人"，病后他的心态发生了改变，对很多事情他都觉得无所谓，轻松面对疾病，新的检查、复查报告均自己直接阅读。

H伯：2014年69岁时发现食管癌，手术至今已快5年。H伯刚带管出院时遇到很多问题，打营养液出现堵管、注射器折断，拔管后也有胃口不好、睡眠不佳等问题。而5年以后，H伯已经形成了稳定的新生活模式：睡眠好，吃得多，"一天最少要吃八两米，一天吃四五餐，饿了就吃，最少吃一个鸡蛋。除了酸辣酒，其他什么都吃"。H伯进食没有问题，只是偶尔会发生肠梗阻，但他把这归于自己年纪大了消化功能差。H伯家住在城郊，是一个农民，有三个女儿和一个儿子，儿子在外打工，女儿们都住在附近，平常由老伴和女儿们照顾。探访时，H伯和妻子过着大多数农村老人的生活，他重新开始了种田、养鸡，"身体不好，就要多做事情，忘记生病这回事"，闲暇时就骑自行车或摩托车到村里和城边四处逛逛。一切仿佛又回到了过去。只是他依旧没告诉村里人自己患癌的事情，"我觉得不要当有生病这回事。这是个人隐私，怕别人看不起。自己身体不好，不要告诉别人。身体是革命的本钱"。H伯说这样他才可以当作疾病没有发生，可以正常生活。H伯最骄傲的人生经历之一是他1988年到香港打工（端盘子、喂鱼）挣了一笔钱，1991 年修了现在住的两层小楼，20 多年过去了，这栋小楼看起来依然不过时（见图 5 - 1）。

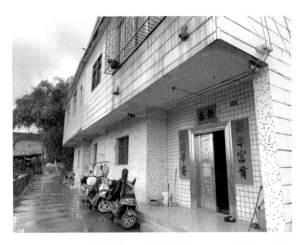

图 5 - 1　H 伯的房子

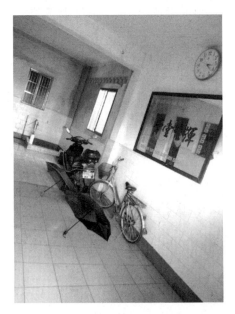

图 5 - 2　H 伯堂屋里停放的日常代步工具

L伯：71 岁的 L伯生病至今 4 年多，和妻子、小儿媳妇及两个孙子住在村里，两个儿子在外工作，日常由妻子和儿媳照顾，现在生活都能自理，甚至自己给自己做吃的。术后多年他依旧经常面临食管狭窄、吞咽困难的问题，因此在吃上他格外注意："上午会吃营养粉、羊奶粉，下午有时候会吃面或者吃稀饭，有时候会吃米糊，自己用小锅做，下午打打麻将。上台阶或者翻被子，都会有点喘。"持续的进食困难让他身体消瘦、体力不好。也因为进食的问题，L伯日常依旧避免出席一些社交活动，担心人家嫌弃，"会特别小心，如果朋友来了，就会更加谨慎，不然就眼泪也来，鼻涕也来，口水也来，很难看的，自己都觉得难看"。站在 L伯家门前聊天，他指着自家一层楼的红砖房感慨地说："如果不是因为这场病，这个房子早都修成了两层小楼。"L伯生活在一个有强烈宗祠文化的村子，村里的人都知道他生病的事情，"（亲友）都跟以前一样。但有些人他讨厌你有病，你就不要去"。有的人避免和他交往，但大多数亲人和他互动频繁，周围邻居也常来他家打麻将，平时也有儿孙围绕在身旁，一切都是一个老人正常晚年生活的图景，除了身体的消瘦和持续多年的进食困扰。

2019 年 6 月，我们奔赴三位术后多年的患者家进行探访，记下他们术后生活的方方面面。三位阿伯在患病多年后生活进入了一个相对稳定的模式，从饮食睡眠到社交休闲。

首先在睡眠方面，食管癌术后伴随着睡觉姿势终身的改变。术中贲门括约肌的切除导致患者终生不能平卧（以免胃液反流），床头需至少抬高 30 度以上，睡觉前两小时不能进食。这导致不少患者刚开始睡眠质量不好："回家之后的话也是不好，老是要躺得很高，睡一下子是半个小时，然后又醒了，就是这样子。或者有时候睡着会把口水咽下去，就不行了。"（20190806YZ）而随着时间推移，大多数患者也慢慢习惯了"垫着两个枕头"睡觉。三位患者中，只有 B 伯依旧不习惯半卧睡，这样睡不着，他选择跟常人一样平躺着睡，只是睡前坚持吃抑制胃酸的药以避免反流。

饮食是食管癌患者最关注的问题。正常人一日三餐，而食管癌患者术后需要每两个小时左右就进食一次，大多数人一天吃五六餐甚至更多。因为胃容量变小，进食缓慢，很多患者一开始感到"一整天都在忙吃这一件事情"。而随着时间推移，很多患者也习惯了"饿了就吃"的生活状态，并有了固定的进食规律，下面是我们记录的一位术后近六年的患者每日的饮食安排。

表 5-1　术后患者的饮食安排

| 进食时间 | 进食内容 | 进食餐次 |
| --- | --- | --- |
| 早上六七点起床 | 喝营养素、橙汁或吃苹果 | 早点 |
| 上午八九点 | 喝羊奶，吃馒头或小面包、白水蛋 | 早餐 |
| 上午十点到十一点 | 吃肉菜粥 | 午餐 |

续表

| 进食时间 | 进食内容 | 进食餐次 |
|---|---|---|
| 下午一两点 | 吃水果（苹果或梨） | 午点 |
| 下午三四点 | 吃两块巧克力，有时也吃蒸红薯或土豆 | 午点 |
| 下午五点多 | 喝煲汤、吃米饭、肉菜 | 晚餐 |
| 晚上八点左右 | 吃点水果 | 晚点 |
| 晚上九点 | 喝营养补品（燕窝、冬虫夏草的汤，或阿胶粉等） | 夜宵 |

这位患者每天固定进食八次，而这八次进食之间也穿插着退休老人惯常的生活安排：散步、看报、浇花、午睡、看电视等等。这八次进食也成为家人照顾他的时间节点，一开始每次进食患者都需要家人提醒，后来他掌握并习惯了新的规律，到点就自己找吃的，"有时候我妈会帮忙，然后他自己有一个时间段。有时候跟他说，多个钟吃，吃多少次，他就会自己心中有数。然后吃完多走动。"（20191203YZ）从上面记录的饮食结构可以看到这位患者的进食条件较好，家人照顾得非常精细。患者退休的生活也让其有足够多的时间来全心安排餐食，而不觉太负累。他与前面三位阿伯相似，在患病多年后形成了自己较为固定的饮食结构和规律。此外，如同 H 伯将自己遇到的肠梗阻归于年纪大了消化功能差，年纪大的患者也更倾向于接受自己进食中出现的一般问题。甚至有患者回家后坦承"跟之前没做手术的时候，肯定不一样，（进食）有六七成就不错啦。不可能和正常人一样"（20160111TJ），这样的坦然接受是患者的主动妥协，以更好地面对新生活。虽然有的

患者（如 L 伯）依旧会面临进食困难的问题，但日日与食物打交道，患者了解自己身体的反应，也会慢慢摸索出来自己可行的进食方式："早上起来就出去走，一早上大概能喝到四杯开水、吃一个小馒头。有的时候一上午没有走路，就在家里坐着，水都不敢多喝，喝了它就往上涌。"（20190805YZ）不少进食困难的患者在病友群里交流，如何运气、打嗝、走动、按摩胃部以让食物顺利落到肚子里。患者日日与身体打交道，不断地让生活去适应受损的身体，犹如一个水手要熟悉大海的范围以及船只的适应情况，他们也要逐渐了解自身的病痛和身体反应（Corbin & Strauss，1988：33，转引自郇建立，2014）。个人慢慢学会与疾病共处，渐渐习惯自己受限制的身体，并在此基础上摸索可以做什么，不可以做什么。在此过程中会对自己的身体生发出一种新的掌控感。

在家庭日常生活安排方面，回家后随着时间的推移，患者的家庭照护模式趋于稳定，三位阿伯均从一开始由子女和老伴的组合照顾，慢慢过渡到自理。回家后他们也开始恢复一些过去的事情：养鸡种地、帮助照看儿孙，甚至返聘回去工作。"多做事情，忘记生病这回事"，恢复一些过去做的事情成了患者重要的康复内容。重病不仅仅改变患者个人的生活，也改变了患者家庭的生活节奏，影响到家庭的居住、生活水平、与社区其他人的互动。而随着疾病的稳定，家庭的安排也进入一个类似的恢复期。我们访谈的一位患者（20191119YZ）的儿子因为母亲生病辍学一年，半年陪伴母亲看病照料，半年去打工挣钱，后来在母亲病情稳定归家后儿子也重新复学。B伯家在刚去看病的时候，准备"房子卖了给父亲治病"，而扛过了疾病的应急期，回家医保报销并有众多亲友探访给的钱后，自己也并没有负担太多。L伯家砖房翻修的计划因为疾病而推迟，两层小楼可能需要一家积累一段时间再建，但这个愿望在可见的未来应该能实现。一个家庭会从疾病的冲击中慢慢恢复，只是对不同的家庭来说，它需要的时间或长或短。

在社会生活方面，那些因疾病而中断的社交关系，随着时间推移会慢慢恢复一些。但生活依旧和病前有些不一样，回家多年的患者已经习惯了妥协和接受，"你不跟别人一起，心情会更糟糕"。因此他们选择性地忽视掉一些人的目光，继续需要的社交。一些人也采用一套新的与他人互动的方式，如H伯选择对周围人隐瞒疾病信息，以正常人的方式与他人相处。返回社区，患者重新回到他们所熟悉的环境，有的患者儿孙环绕，居住在乡村开放式的环境，每天下午有邻居前来家里打麻将；有的回家继续种菜养鸡，没事的时候骑着摩托车四处逛逛，到村口看人家下棋打牌；有的被单位返聘回去，用自身专业技能继续发挥余热。

三位患者病后多年的生活让我们看到，那些在医院脱离生活场景的患者，回到社区又是另一个样子。在适应疾病的历程中，患者依旧需要在未来的人生中不断时时管理自己的身体及其所需（尤其是饮食），这些管理慢慢内化，形成新的日常生活习惯。笔者访谈的那些食管癌术后多年的患者，会重新出现对自己生活和身体的掌控感，即使这种掌控感是建立在患者严格遵守一定的生活方式或检查的基础上，如定期复查、严格服用控制胃酸的药、饿了就吃、不喝酒等。当下，越来越多的病人可以带病活着，而且活得很久，即便身缠疾病，日子还得过，而且要尽量过得好（黄盈盈，2018）。那么如何维持想要的生活？三位患者都为"正常"生活做出了努力：B伯返聘工作，下班还有娱乐（打麻将、聚餐），他也故意维持病前的生活模式，像正常人一样一日三餐、平躺着睡觉，且重新开始抽烟；H伯选择对周围人隐瞒疾病信息，以正常人的方式与他人相处，日常"多做事情，忘记生病这回事"；而L伯减少一些无关紧要的活动（如出席宴席、跟客人同桌吃饭）以维持"正常"的自我形象，对偶然遇到的嫌弃目光，他选择忽视和回避，"有些人他讨厌你有病，你就不要去"。跟很多慢性病人一样，癌症幸存者的任务不仅是活着或控制症状，而且是尽可能正常地生活，他们所追求的是一种"正常感"，希望自己不被当成异类看待（Strauss，1984）。在病后的多年，患者的生活似乎从刚刚出院时新的断裂走向一种延续，而这样的延续是稳定的吗？

## （二） 不确定的未来及人生规划的重新思考

患者在漫长的康复期中，生命历程的延续依旧充斥着不断的抗争与妥协。正如学者对乳腺癌患者的研究发现，患者可能有持续终身的"残缺"感："残缺的社会身份会成为患病女性终身的标志，对于残缺身体的掩饰与重塑，以及对于完整身体呈现的追求将成为其一生的规划与实践。"（鲍雨、黄盈盈，2014）这也同样适用于本书研究的食管癌患者，且他们的疾病更加不确定。即便对那些过了五年生存期，医学上可以被称为"治愈"的患者，也仅仅是进入了一个"缓解期"（remission）、一个所谓的"缓和地带"或"缓和社会"（Frank，1991；1995）。癌症的幸存者经历包含着诸多模糊性，缓和的癌症是一种普通慢性病的状态，抑或依旧具有威胁性？这样的情况对患者来说意味着什么？

不少患者即便病后多年依旧随时都感觉不适，这让他们担心疾病复发，感觉身体"背着一个不定时的炸弹，不知道何时就会爆炸"。即便对于那些已经过了五年生存期的患者，癌症发生的事实让人"心里还是觉得那里有一颗炸弹，只是说我们已经把炸弹的导火线给它剪掉了，它不可能再爆炸了，但它还是一个炸弹在那里……可能是一个哑弹，它不可能再爆炸，不会怎么样，但我们心里还是会有（介意）在那里"（20191008YZ）。患者的话语显示，他们依旧把疾病当作一个外加的异物（背着的炸弹）附在身体上面，而不是身体本身。患者拒绝接受疾病是自己身体的一部分，然而疾病切切实实附着在身上并影响着患者的日常生活。虽然日日与病后的身体打交道，不少人依旧保持了与自己疾病的疏离感。食管癌患者面临复发和高死亡率的威胁，一些老年病人很容易陷入悲观，认为他们会永远生活在疾病中。Broom 和 Tovey（2008）的研究也发现，很多患者对治愈的统计和概率有一个模糊的感受，因为这些统计和概率并不能给个体的患者提供他们应该如何对待疾病及治疗的具体知识。即便过了五年生存期，患者也不能确保未来疾病会一直维持在一种静止不发展的状态。食管癌患者平时吃东西感觉稍微异常，吃多吃少"总担心会有什么"。对癌症复发的担忧，让患者长期保持对身体感受的高度关注。进食时常遇到障碍的事实，让一些人认为未来的生活都会不断面临疾病的侵扰。L伯在术后近五年后依旧经常想到死亡，甚至跟笔者谈论安乐死的问题，心情不佳之时他认为自己是在浪费家庭、社会和国家的资源。

而一些人即便将疾病当作过去，积极关注未来，曾经患病的事实也会提示个人在选择未来的时候多一重最根本的考虑，即身体的健康状况。康复得很好的患者也并不知道未来身体会发生什么新的情况。不少癌症幸存者做人生决策时都需要把疾病和生命长度纳入考虑中，个人如何维持一个良好的身体状况去追寻所谓的"未来"？是否考研究生、结婚生子？是否能像普通人那样奋不顾身地去冲刺？对很多人来说，癌症带来的是一个受限的身体和受限的未来，逼迫他们去重新安排人生和生活的顺序。

有些矛盾的是，患者可能一边面对未来的不确定性和受限的选择，一边学会接受并试图从疾病的经历中有所获。灾难性的癌症诊断和治疗成为一个契机，让人们反思和顿悟自己病前的人生状态，也激发人们在生活中进行积极的改变（Lee，2008）。几年疾病的经历让前面三位阿伯均改变了生活的态度，变得更加无所谓、看得开、敢于直面疾病，也更加珍惜生活、时间、人与人的相处。在病后的恢复期中，患者不断思索人生："（现在）就想对自己好一点。（以前对自己）不好。比如说只想到别人不想到自己嘛，只想到老公孩子不想到自己，什么都为他们着想。现在是我要把我自己排在第一位……就怪小时候太年轻，不懂事，经常外面玩啊什么的，不懂得（照顾）自己的身体。"（20181227HR）Taylor（1983：1161）发现癌症患者和他们的家庭从疾病体验中的收获，包括个人力量的增强、更紧密的家庭关系、对生命优先事件的识别、对生活和人性的深刻理解。病后一年，40多岁的患者也讲述了疾病带给自己观念的巨大改变："谁听到癌症都怕了，要命的事，说死就没命了……（现在）精神状态也好，反正我不想，我和他们去香港玩，什么也不想……得这个病，最大的受益就是心态……我是什么也没有，我儿子那么大了，老家娶媳妇很贵的，现在还欠钱。（以前）心里很有负担，现在我是不想。（现在）就什么也不追求了，身体好就行了，我们一家子现在什么都不追求，身体好就行了。"（20191119YZ）感受到身体和生命的脆弱性，患者对当下的时光异常珍惜。疾病甚至改变了患者家庭成员对人生的思考和生活的安排。前述B伯的儿子在父亲病后选择继续留在家乡工作，而不是到省城发展，认为一家人健康地在一起最重要。B伯的儿子跟笔者分享过一个题为"一切都是最好的安排"的故事①，提及"塞翁失马，焉知非福"。疾病对患者及其家人的生活态度带来积极的改变：变得珍惜健康、家庭和日常生活的点滴。从这个角度来看，疾痛体验不仅仅是负面的，也会给我们的生命带来收获，它激发我们反思和生活在当下，鼓励我们勇敢、重新掌握对生活的控制，重塑个人的自我，超越并为个人的自我赋权，并发现一种新的生活方式（Carel，2016：142－145）。

# 三　讨论和总结：断裂到延续？

患者归家后是一个长期带病生存的恢复历程。查默兹（Charmaz，1991）对慢性病患者的研究发现，疾病可以被患者体验为一种断裂（interruption）、外来的入侵（intrusion），或者让患者沉浸其中（immersed）。对于本书研究的食管癌患者来说，归家后，疾病成了一个他们无时无刻不"沉浸"其中的问题，身体依旧需要日日被管理，要求时间、适应和关注，要求一个人日日与疾病共处。

疾病侵扰带给患者身体、家庭和社会关系的影响在出

---

① 故事大意是：一个国王经常带着一个大臣去打猎，有一次发生了意外，国王的一根手指被熊咬断了。国王很气愤，可是那个大臣却觉得这或许才是最好的安排，国王一怒之下把大臣关进了监狱。事后，国王一个人去打猎，被野人抓去祭祖。但是在马上要执行的时候，野人发现国王少了一根手指，因为野人不会选择用残缺的人类去祭祀，就把国王放了。国王回去后，明白了大臣的话，把他放了出来。国王很愧疚，并问大臣是否怪他。而大臣说，这才是最好的安排，否则我要是跟您一起去狩猎，被用来祭祀的人岂不是我？

院回家的初期尤其凸显。食管癌病情复杂、并发症多、持续医疗时间长，患者术后面临癌症复发以及高死亡率的威胁。手术出院时患者满怀希望、以为是重生，回家后却发现面临更多挑战。很多食管癌患者回家后随时都感觉不适：吃东西哽噎、呛咳、食管狭窄、胃口不好、食物反流等等。饮食不顺利导致营养跟不上，患者回家后消瘦、无力。笔者团队追踪的那些刚刚出院的患者，普遍吃睡不好、心情差、担忧和焦虑。另外，出院后，仅通过出院指导及回院复诊来获得与疾病相关的信息并不足以让患者应对康复的需求。患者的身体依旧有巨大的医疗需求，但医疗支持的断裂让他们面临诸多困境。此外，病痛不可避免地会影响人们的社会关系和交往，这种影响在患者出院后尤其突出。出院后面对正常生理功能的丢失、经济紧张、家庭负担、社会歧视、关系紧张，患者的自我形象摇摇欲坠，短期内却难以找到新的存在感并获得身份转换。

回家后的生活在经历一段新的冲击和断裂后，也会随着时间推移走向一个疾病和生活的融合。癌症及其治疗给患者带来终身的改变，而这种改变需要患者在日复一日的生活中重新习惯，如终身服药、改变睡眠姿势、改变饮食结构。慢慢地患者会发展出新的饮食和生活规律。除了建构新的生活作息和规律，一些患者还重拾过去的生活习惯，如戒烟几年后又开始吸烟，因为这是社交和社会生活的一部分。癌症本身是个全职工作：应对身体和疾病占据了患者所有的时间和心思。对本书研究的大多数为中老年退休的患者来说，癌症的全职工作和老年生活能较好地结合到一起。大多数时候，患者也开始习惯根据他们身体的需求来组织生活（如按照身体的需要随时进食），而不是像过去那样根据生活来组织身体的要求（Charmaz，1991：73 -104）。病后多年，患者将疾病融入生活，就这样从断裂走向延续，但这个过程依旧充满矛盾和协商。

　　面对癌症可能复发或转移，以及食管癌的高死亡率，患者的未来依旧不确定。新生活的延续感，夹杂着冲突，患者可能同时面临他人的目光、闲话、萎缩的社会关系、中断的事业，以及不确定的身体。对癌症复发的担忧，让患者长期保持对身体感受的高度关注，患者可能感觉到身体（尤其是进食）断断续续的不适。这些问题让他们感觉像背着一个炸弹（癌症），不知道何时会爆炸（复发）。患者不知道未来还有多长的人生历程，因此不少人选择重新思考人生的规划，并改变生活的态度。从这个角度来看，疾痛体验也给生命带来收获，只是这样的收获多少带着些无奈。

# 第六章
# 疾病的理解、应对和意义追寻：
# 一位癌症患者的心路历程

从发现疾病到治疗，患者一路经历各种起伏。本书前面的章节都揭示了，癌症的诊断和治疗给患者带来巨大冲击，那么患者如何应对疾病，如何在生病的过程中找寻意义成为一个病后需要解决的问题。慢性病患者不仅很难理解他们的特殊疾病，更难以在社会中重塑身份和"人格"。传统的"病人角色"（Parsons，1951）认为，患者病后会努力恢复到正常状态，但对慢性病患者（如本书研究的食管癌患者）来说，其痊愈的可能性不大。慢性病反复发作的特征要求患者不断地进行疾病再适应，患者通常要经历病情加重——治疗好转——病情再次加重的反复，在此过程中，患者需要不断与新情境平衡，这正是他们疾病应对的难点所在。本章以一个癌症患者的个案来呈现患者从疾病发现到病后出院一路的心路历程和疾病应对，这既是对前面章节从另一个角度的整体呈现，也是对患者患病经历的深度剖析。

# 一　疾病的应对和意义追寻

不少学者注意到，对疾痛体验的研究不仅仅要关注疾病对个人带来的问题和挑战，也要看到人们的疾病应对（郇建立，2014）。患者如何适应和应对疾病是医学社会学长期关注的问题。比如，Bury（1991：451）指出研究者应该看到个人积极应对他们身体状况的行动，并提出患者面对慢性病的过程包含三个维度："应对"（coping）、"策略"（strategy）、"方式/风格"（style）。其中"应对"涉及产生一种自我价值感，并与身体改变的状态达成协议，包括如何忍受病痛，如何维持自我价值感、恢复一致感等等。策略大体代表"人们采取的行动，或者应对疾病时人们具体做了什么"，在慢性病中，策略意味着用来动员资源（包括物质资源与情感性的社会支持网络）的行动（Bury，1991：461-462）。"方式/风格"（style）意味着个人用以表现和回应他们疾病的突出方式，涉及在各种社会场景下，患者多大程度上公开自身情况，而这些都影响慢性病患者的生活，比如有的人选择不对别人公开自己的病情，因而限制自己的活动以免被人发现，甚至完全从公共生活中退出（Bury，1991：462）。总之，患者的应对、策略和方式的运用对他们能否适应疾病并且逐步恢复起着关键作用。

具体来看，本书第三章所呈现的疾病解释就是患者应对疾病的努力之一。研究者认为，如果把慢性病当作对生活或人生经历的打断，那么患者痛苦的减轻需要身体、自我和身份的完整性得到一定程度的恢复，需要找到疾病的意义和解释（Cassell，1998：131）。如果个人痛苦的来源变得清楚、痛苦的改变有意义、痛苦可以被控制或结束，即使身体痛苦，患者的苦痛感知依然可以减轻（Cassell，1998：133）。应对疾病不仅表现为患者需要为发病寻找合适的归因和解释，还表现为患者对现在状况所采取的控制措施。不同人群会采取不同的方式来应对慢性病；至于采取何种应对方式，这不仅取决于症状本身的严重性，还取决于病人的性别、经济状况、社会阶级、地方文化、医疗政策等结构性因素（France et al.，2013；郇建立，2014）。比如，郇建立（2014）对乡村慢性病人的研究就发现，对疾病的"轻视"作为一种应对方式是贫困男性的"无奈的选择"；而那些"重视"疾病的慢性病人，通常要得到家庭成员的支持，因为这种应对方式需要一定的社会资源；此外，慢性病人的应对方式是一个持续的动态进程，如果病情突然恶化，那么，先前"轻视"型的慢性病人也不得不开始"重视"疾病。因此，患者在慢病的不同阶段根据病情的需要可能选择不同的管理模式或同时选择多种应对模式（Audulv，2013）。

在慢性病的应对历程中，研究者（Corbin & Strauss，1988）总结了三方面的应对内容：与疾病相关的工作（illness-related work）包括诊断、管理症状、危机预防与处理等；日常生活的工作（everyday-life work）即让一个家庭维持运转的日常活动，如家务劳动、工作、婚姻维持、养育孩子、娱乐、进食等；而与前面两项工作都相关的另一个并行的内容则是生命历程的工作（biographical work），如患者与配偶、孩子、朋友、医务人员等的互动中，信息的交流与收集，关爱、生气等情绪的表达，任务的分配。疾病的应对意味着处理和平衡这三个并行的工作，患者可能会达成一个相对的平衡，让生活的重心偏向某一方面。"平衡"在疾病应对中的重要性也被其他研究者发现。如在糖尿病人的疾病适应与应对中，患者要在"糖尿病管理的需求"和"过一个健康的正常生活的需求"间找到一个平衡点，试图"平衡"疾病而不仅仅是"控制"疾病；在这个过程中，患者认识自己的身体、学会管理糖尿病、发展支持合作性的关系网络；平衡更决定了个人在自我管理中扮演积极角色的能力（Paterson, Thorne & Dewis, 1998）。

类似地，研究者发现，在慢性病的管理中，患者往往是以"适应"而非"对抗"的方式来管理疾病。"适应"意味着改变生活和自我来包容身体的遗失和限制，找回身体与自我之间丢失的统一性，这个适应的过程由三个主要阶段构成：（1）经历和定义疾痛/损伤；（2）估量损失与收获，并改变个人的身份目标；（3）向生病的自我投降，放弃对疾病的控制，与疾痛随波逐流。而这个适应过程不是一次性的，伴随着病情的反复，慢性病人需要不断适应（Charmaz, 1995）。

癌症作为慢性病之一，与上述研究中的疾病应对有诸多相似之处。但癌症患者的疾病历程与其他慢性病不同之处在于，病情可能是致命的，且历史上常给癌症赋予污名，让人很容易将个人的性格气质与疾病的发生进行关联。在癌症患者的疾病应对中，患者面临更多持续的不确定性，对时间、身体和身份认同的不确定嵌入在患者的癌症应对中（Wiener & Dodd，1993）。正如前面的章节所呈现，对于食管癌患者，疾病给他们的身体、自我和身份带来多重困扰，且这样的困扰会伴随着他们未来生活的很多年，患者如何理解和应对疾病成为后续康复的关键。患者体会到对生命失去控制的无力感，这需要他们恰当应对癌症，尤其是在心理层面。研究显示，中国癌症人群的抑郁焦虑水平远高于健康人群：癌症人群的抑郁比例为 54.90%，而健康人群只有 17.50%；癌症人群的焦虑比例为 49.69%，健康人群只有 18.37%（Yang et al.，2013）。患者生活在自我的孤独与焦虑中，一旦应对不顺利，则可能出现如本书开头所描述的悲剧性事件。患者自杀的悲剧发生后，Z 医院医务科专门开会对此进行了讨论。会上医院管理人员和多位患者家属对患者状况的描述，让我们有机会获知一点患者的疾痛经历和心路历程。

患者患有甲状腺癌，手术时意外导致气道烧伤，术后患者各项指标显示恢复良好，已可以下床活动，但无法说话。"他主要是无法和正常人交流，没办法表达，表达内心的想法，如果他早点能表达我们就能判断，如果他能表达我们就能知道他内心在想什么。"在整个治疗过程中，患者无法和他人进行交流，无法排解心中的苦痛，且对漫长的恢复过程没有心理准备。患者的家属表示："（一开始）他很乐观的，因为医生有跟他讲，恢复是一个过程……（但）不管是你们还是我们也好，都不是病人本人，虽然知道这个过程，但是不可能感受到这个过程。"他人甚至家人都难以理解患者切身的苦痛及心理感受，家属回忆到："病人的心理我们很难体会到，他有时候不愿意说出来，但是我知道他自己是很怀疑的，他问我病还能治好吗，有时候他会写在纸上，他心里也很矛盾，不想忍受这种痛苦……（他）心里很挣扎，挣扎了多少天"。家属无法了解患者的病痛体验及病后的心态，也抱怨医务人员态度不够好，没有从专家角度给予患者及时的指导和安慰："当然，医生护士很忙……我们这些家属什么也不懂，不知道提出什么建议。他长期不能吃饭，实在是坚持不下去了，他真的很累，还要受这么多折磨。"讨论会上所有人都认同，患者是因为太痛苦才选择自杀。然而所有的事后讨论都难以让人了解患者亲历的心路历程和疾病应对中的困境。

　　本章围绕一位食管癌患者 L 伯的疾病故事，并以其他食管癌患者的资料为补充，来展示癌症患者如何理解疾病的发生、如何应对病情的起伏和疾病带来的影响，以及在治疗过程中的意义追寻。笔者于 2015 年在 Z 医院认识了时年 66 岁的 L 伯，他于 2015 年 4 月 20 日入院，4 月 30 日第一次手术，前后住院 108 天，于 2015 年 8 月出院，十几天后因食管狭窄于 8 月 24 日再次入院，直到 11 月中旬第二次出院。因为他有漫长的住院经历，在他住院期间我们对他进行了十多次访谈，出院后仍与他保持联系。在过去的几年中我们不时地了解他的情况，并于 2019 年前往他家探访。在 Z 医院的调查中，L 伯是特别主动、善于表达的患者，过去几年相处下来，L 伯不仅与笔者建立了良好的关系，也与研究团队的多位学生建立了亦师亦友的关系。这段友谊的建立，也让我们得以倾听 L 伯在患病不同阶段的感受和思考。本章所呈现的是一个个案，个案研究是通过对某个案例的研究来达到对某一类现象的认识（王宁，2002）。L 伯的个案不一定能代表所有癌症患者的经历，但能让我们深入理解癌症患者患病的心路历程。且本章的写作除了聚焦于 L 伯的个案之外，也用其他患者的经历作补充，希望以此能更好地理解人类经历的苦痛，从而避免本书开头所描述的悲剧场景。

## 二　L 伯的 “康复” 之路：在绝望中寻找希望

### （一）病中的混乱：希望的每一次到来与离去

癌症的发生给患者造成持续的身份威胁，迫使他们自问 “癌症意味着什么？” 面对疾病，患者通常希望恢复，并且将疾病和当前的身体状况置于他们意识的边缘。访谈中，好几位患者手术前总是提到 “割掉（肿瘤）” “割掉就好了”。患者把癌异己化，不视其为自己本身的一部分，将其同正常的自我分离。医生在诊疗中常常把疾病当作一个"他者"，使疾病看起来与患者的自我是分离的（Bury，1982），这种观点也被患者所采纳。患者把自己刻画成一个被外来势力（肿瘤）入侵的受害者，在此基础上，患者可以回答"为什么我会得病"这样的问题，而不再将负担建立在自己的责任或内疚上。初遇 L 伯时，他解读自己的看病经历说："想想，来 G 市只是找个人帮帮忙，解决自己的困难，完事了就可以回家了"。他把来 G 市看病的事情解读为来找人帮忙解决困难，完事后就可以回家恢复正常生活。手术前，L 伯说："你说本来谁想挨这一刀。紧张总是会有的，谁不会紧张呢？但是我告诉自己说，挨这一刀就会好，唉，那就没那么紧张了"。L 伯期待手术后就被治愈，用术后"会好"的前景来安慰当前紧张的自己，并鼓舞自己应对即将到来的"挨这一刀"。整个过程患者持续地把自己的疾病客体化，并把治疗外在化，自我和疾病的分离让患者可以更好地应对即将到来的治疗。

然而对食管癌症患者来说，术后并非立即痊愈，而是不断出现各种情况：吻合口瘘、食管狭窄、反流……病后几个月 L 伯已经接受生病的事实，可病情的反复却让他感到迷茫和混乱。对于癌症一类的重慢病，治愈并非一蹴而就，而是长期的过程，更不要说面对无法治愈的可能，因此混乱叙事在 L 伯的讲述中占主导。在与 L 伯接触的几个月里，他的心情上下起伏。每一次见面，L 伯和家人都以为他不久就要出院了，而下次见面时，他的身体又出现了新情况，出院希望渺茫。L 伯及家人不断经历"希望又失望，心情起起落落"。2015 年 11 月 5 日，笔者给 L 伯打电话，他很开心，"明天会检查，如果情况好，下周可能就能吃点东西了"，言语中充满希望。然而第二天笔者在医院见到做完胃镜检查的 L 伯，他告知笔者检查结果不理想，食管狭窄，"我感觉看到了希望，又破灭了，人的意志力是有限的，这次又出状况就不知道怎么办了！"甚至绝望侵袭的时候，L 伯说"有时候真的想死"。其他经历过并发症的患者也有类似的感受。一位因为并发症住院 54 天的患者妻子就表示："刚开始很有信心，后来发现瘘，又要有一段时间才好，他就没有信心了。都看到那个（希望），好像快出院了结果又漏了，又要等很久，他就不太高兴了，那个心情马上就跌到谷底了，就像那种人走回原先那个路一样。"（20190802YZ）面对反复的病情，不少患者在表述中充满了各种混乱的情绪："讲也讲不出来，真的讲就是听天由命""怕也怕不了"（20160204ZQ）。患者以"好人没好报论""命运论"去看待疾病，不明白一生做好事或一生受了很多苦难的自己为何晚年还会经历这一遭。还有患者在术后反复表示，经过这次生病，觉得自己老了，并不断重复"夕阳无限好，只是近黄昏""年年岁岁花相似，岁岁年年人不同"来表达自己的心情和境遇（20151231ZQ）。反复的病情让食管癌患者在很长一段时间里"沉浸"在疾病带来的痛苦中，而在最糟糕的时候，绝望侵袭，可能就会出现本书开头一样的悲剧场面。

身体长时间的痛苦直接影响到 L 伯的心情。第二次手术中，因为伤口总是无法恢复，医生把他大腿上的一块肉割下来植入脖子里做食管的皮管以辅助愈合，"这么大的经历，不用看也会想起的。你像病中病情加重的时候，生不如死啊。身体健康，就是财富。你看这里（指大腿）的肉还没好，凹下去的。割掉了一块肉嘛，有点麻。医生说有的人就是一辈子都会这样了。有时候碰到床，会不舒服，就是这样摸（比画）都不舒服。皮比较薄。"L 伯描述自己术后插着鼻饲管的经历："插了管子很难受。吞咽，呼吸都很不舒服…（这周）拔掉之后精神上更放松，别说内部，就说外部，身体上感受都更好些。以前鼻孔这里，两个管子，一个 4 毫米一个 3 毫米，加起来就有 7 毫米，以前还要求不要吞咽，很难受的。今天（身体）好一点，心情就很高兴。（身体）不好的时候，心情就低落下去了，以前不好的时候真的很想死的，想自杀。"对于疾病的发生和术后不如别人恢复得好，反反复复不能痊愈的情况，L 伯都用"很倒霉"来表达。访谈中，他嘱咐我们："你们要好好吃饭，到时间了就吃东西，多少都要吃，不能吃太饱，吃就可以了，你们现在年轻，以后要是像我这样就不好了。"疾病让他在看到年轻健康的研究者时无比羡慕，而食管癌导致的无法进食让他倍感健康正常的进食之珍贵，因此发出感慨和忠告。

## （二）追溯过去

从进入医院脱下自己的衣服换上统一的病服，到手术

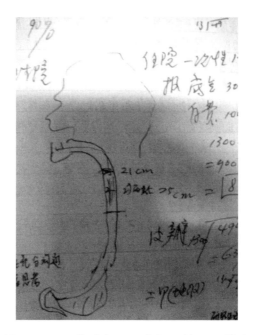

**图6-1 L伯对自己手术经历的画图描述**

前被剃头刮体毛，医院生活让患者的个体独特性和过去的身份暂时消失。疾病还使患者脱离其原本的社会角色。患病后，大多数癌症患者就停止了工作，社会关系萎缩，在家中的地位和作用也发生了改变，变为需要别人照顾的依赖家人的角色。经济压力、反复的病情、对他人的依赖，常给患者造成巨大的心理压力。他们害怕在失去自身价值的同时成为家人的负担。L伯来自农村，育有四个孩子，两个在G市，一个在家乡，一个在临近的S市工作。住院期间，子女周末来Z医院探望他，平常L伯由妻子照顾。生病前几年夫妻两人就不再干农活了，替儿女照顾孩子，病后L伯夫妇不再能帮忙带孩子，而医疗费用也由儿女承担，至今已花费几十万元。住院期间，每次见到 L 伯，他都提到经济的压力。病情的严重和不确定让 L 伯夫妇倍感压力和对孩子的歉疚。一次 L 伯妻子脸色很差地跟我们聊天，当问到已经花了多少钱时，她回答："具体的我不清楚，但是有 30 多万元了，把孩子们都拖垮了，他们都是在打工，没有什么钱，如果钱花了治不好，都不知道怎么办……他（丈夫）3 岁的时候就没了爸爸，是他妈妈一个人把他们两兄弟带大的……他（L 伯）很可怜的，以前上学都是靠亲戚帮助，他很喜欢读书，经常看书看报。生了这个病，我们农村人也没有什么钱，也不能报销多少，都靠四个孩子，我怕把他们拖垮了（流泪）。"每每谈及医疗费，L 伯的妻子都会掉眼泪。疾病给一个家庭带来负担和压力的同时，更让患者及其家人反思患者的一生。L 伯过去到现在的经历让妻子深感 L 伯的不幸。高昂的医疗费带来的心理压力和社会角色变化也让 L 伯住院期间倍感压力，"这个心态与家庭经济状态有关，怕家庭经济承受不了，因病返贫，而不是怕治疗本身，死都不怕，还怕治疗吗？""你们以后啊，还是要努力……在家里，谁赚得多，有经济实力，就有话语权。我是说真的，你看就像我们，孩子孝顺的还好，不然呢小时候听你的，现在啊你要听我的咯。"L 伯对研究者的嘱咐成了自己心声的流露。虽然庆幸自己的孩子孝顺，但 L 伯话语中仍然流露出对病后在家中角色地位转变的失落。

面对疾病带来的混乱，患者需要重新找到自我。住院期间，L 伯不断地回忆过去，把当下和过去的经历进行连接就是他找寻自我的方式之一。"我是 1949 年出生的，1966年高中毕业，就是老三届，'文革'把人害苦了，没书读，我就去从事农业，那时候我家里有 6 口人，只有 1 亩地，很艰难，所以我去做副业。我老伴也是做农活的，一起 40 多年了。"L 伯以这样的方式开始回顾自己的一生。他强调自己"文革"前就高中毕业，后来知识青年上山下乡的经历。他说自己是老三届，和科室里最出色的一位老教授一样。聊天中，L 伯高兴起来还会给我们展示他的一手好字，他在我们的笔记本上写字母、拼音，也写自己中学的名字，说这是 G 省最早的国家重点中学之一。回顾过去时，他时而高兴时而失落，"我现在这么说话，不行。没有病以前，我不这么说话的。我普通话也很好，都没人说我是 × × 人。五六十年代 G 市这边普通话水平很低的。以前我在这边上班……"在回顾中，他为自己人生曾经的闪光点而骄傲，也为现在与过去的不同而失落。他也叹息自己那一代人的命运，说他们那一代没有机会，20 世纪 80 年代自己搞副业都不被允许。L 伯讲述自己 90 年代从农村出来做非正式工，给一家公司做建筑管理，后来被某局通过人才中心挖去跟他们成立新公司，但因为自己是非正式工，干了几年也被辞退了。讲到这段经历，L 伯有些骄傲，说自己是因为才能被专门挖走。L 伯很为自己"看人识人"的经验而自豪。他说自己 19 岁出来，见过形形色色的人，所以看人看得准，他也会以自己的人生经验对我们进行建议和"指导"。躺在病床上的漫长日子，他不停地回顾自己的一生，强调自己的知识技术和经验。而这样的自我重估也是他维护自我价值的努力，虽然住院期间他暂时看起来丢失了价值。

疾病成了一个契机，让患者及其家人不断回顾过去，将过去的自己和现在的经历进行关联。多位患者都表示"生了病之后才会想很多东西"。患者的家属对此也深有感受："（住院的）许多个晚上，因为身体痛楚不适辗转不能入睡时，他（父亲）都会和我们讲起自身成长的艰难困苦与现今生活环境条件的对比，讲他兄弟姐妹多的辛苦，讲没吃没住的苦，讲他们年少时经历过的一件又一件的苦难……父子之间好像从来没有说过那么多话。"（B伯家人记录）在疾病打断过去的工作和生活的情况下，很多患者在访谈中会不断重申自己的过去、紧紧抓住或放大自己现在保留的一些特质和技能来让自己感觉还有"价值"。比如第四章提及的患者J伯，在食管手术后最痛苦的不能发声的时候，在笔者的笔记本上写下"我一生从事教育工作，我很热爱它"；在无助绝望的时候，他仍旧将自己与从事一生的教育工作联系起来。通过紧紧抓住自己过去的身份，患者给病中的自己增加找寻自我价值的勇气。持续病前的一些活动或义务也能帮助患者保存一些自我尊严和对自己的积极评价。笔者访谈的一位患者在入院后第二天就让女儿回老家给他带来过去常用的纸笔，以便在医院写字画画。在得到我们的称赞后，他立即将在医院作的画送给我们。也有患者入院后继续通过电话指挥生意、进行工程设计或给徒弟派活。

追溯过去是为了认清当下的自己及所处的位置，以及疾病带来的改变，包括那些永久的，必须接受的。现在无可避免地改变了，个人只好通过不断地回顾过去以重新评估自我。然而癌症也可能导致患者即使出院也无法恢复到从前的生活。因此，Z医院的医务人员提到病人和家人不要总想着他们以前是什么样子，要忘掉他们以前的样子，面对现在和未来。

### （三）与疾病共处并展望未来

感受到疾病的入侵和打乱从而准备与疾病做斗争是患者刚发现疾病不久、入院等待手术和希望出院就好的心态。在Z医院，医护人员也常告诫刚刚住院的患者，让他们以战斗的心情面对疾病，家属也多用类似的话语鼓励患者面对接下来的手术。这种"战争"的比喻很恰当，因为疾病常常被视为外来的入侵者，病人则需要变成"战士"为生命"战斗"（Hawkins，1993：66）。L伯第一次手术前就表示，这次过了这个坎就好了，还用了"更喜岷山千里雪，三军过后尽开颜"来描述当时"备战"的心态。患者期待着手术后的胜利，期待术后"开颜"的时刻。然而，癌症常常久治不愈，即使出院后患者也需要接着放化疗并长期服药，于是随着时间的推移，患者开始学着与疾病共处。"与疾病做斗争"（struggle against illness）同"与疾病共处"（struggle with illness）不同（Charmaz，1991）。对于前者，患者把疾病当作外来入侵者，是必须与之战斗的敌人，在此过程中，他们希望重获他们过去的身份并恢复丢失的自我。他们无法直面也没有接受病后受限制的生活以及受影响的身份。而对于后者，患者终于把他们身体的新现实融入他们的生活以及自我意识中，患者试图让自己的身体维持功能，在病中尽量过"正常"的生活。

术后，Z 医院的医务人员对患者的鼓励也不同了，不再让患者准备"战斗"，而是鼓励患者日常"要多锻炼"、"自己要乐观"地面对术后的生活。封闭的病区每天下午都能看到这样一幕：身上插着管子挂着吊瓶的术后患者，一手挂着吊杆，在家人陪伴下围着病区的走廊"绕圈"，每次七八位患者走来走去，如同圆形运动场上跑步的锻炼者。这是术后患者在有限空间里唯一的"锻炼"方式。患者和家人共同制定锻炼计划，每天在家人的陪伴下走上几圈，在此过程中慢慢熟悉自己术后的身体。L 伯术后常说的是"坚持就是胜利"，这里"胜利"不是"治愈"，而是坚持治疗和锻炼，习惯疾病是日常生活的一部分。L 伯第二次术后表示："（身体）情况每天都在变化，在往好的方向发展。估计问题不大，就是需要用时间来改变的啦。"发现疾病大半年后，面对每天不断变化的病情，L 伯已经开始习惯并接受"用时间来改变"。在日复一日与疾病打交道的过程中，L 伯会积极去查阅资料，了解自己的疾病和治疗方式，努力读懂自己的检验报告。在 L 伯的讲述中也可以感觉到他开始把疾病融入生活，融入个人身份的协商中。

为了处理疾病带来的影响，患者必须整合自我和疾病，而不使疾病吞噬自我。但这并不是说患者没有试图去改进他们身体的形象和表现。患者常常还是感到沮丧、难过，有时把过去和现在做对比，但也开始更多地展望未来。追溯过去的另一端就是展望未来。在很多慢性病的治疗和康复中，病人需要重新思考或重新安排未来人生目标的优先顺序。过去的工作或正常生活无法继续，社会角色和家庭角色被病人角色所取代，而且病人角色会长期地持续下去。笔者遇到的患者在住院期间都强烈地表达了回家（回老家、回家乡）的愿望，期待重返自己熟悉的生活。在住院期间，L伯也常常提到"回去"后的打算，他常用的"回去"一词反映了他内心的想法，即认为回到家里才是正常生活的开始，而在医院的日子终究不是长久的日常生活，虽然近一年大多数时间他都是在医院度过的。躺在床上的每一天都是如此漫长，让患者不断展望出院后的生活。"如果上苍让我健康地走出去的话，让我捡回来一条命的话，我的生活会做何改变，'新生'的自己会如何生活……"患者重新反思自己的生活，把生活里事情的先后顺序和目标重新排序。有的想在回去后把一直想做的开发家乡村庄旅游资源的规划付诸实践；有的想尝遍各地美食；也有的想再去香港一次，那是自己年轻时打工的地方。好些患者还会反思自己过去的饮食和作息习惯，决定出院后做出改进，比如不再吃腌制菜脯、少碰烟酒。这些展望如同弗兰克提出的求索叙事中的第二类"宣言式的"（Frank，1995），这里疾病变成一种社会改变或行动的动力。当然也有患者得知癌症病情后做出了最坏的打算，开始安排后事。但对大多数患者来说，展望未来是维持希望的一种方式。通过对未来生活的想象，患者制造生活的意义。

### （四） 病中的情感互助、认知调整和意义追寻

除了患者自身的努力，很多慢性病的适应还需要他人的帮助和支持。患者在治疗和恢复过程中与他人的互动及身份的交涉都影响患者的自我意识（Wainwright et al.，2007：768）。疾病让患者从一个开放的社会场景突然被置于一个隔离的医院场景中。面对陌生的人和环境，只有少数家人的陪伴，患者常常感觉孤单。笔者与 L 伯做过多次访谈，鼻腔里插的管子使他说话不便。但他还是强忍着同我们聊天。住院期间，患者感觉被隔离，需要与外界的联系，与他人的交谈让患者可以了解到关于"外界"的一些事情。同他人（病友、外来的研究者、医务人员或其他人）的交谈也让 L 伯感觉不那么孤单。L 伯几次说过出院后希望我们与他通信，这样他可以多了解一些社会，不会过时。在一次聊天中，笔者夸奖 L 伯乐观开朗，每次见我们都微笑。他说只是想给人留下好印象，平常自己独处时也会悲观，想为什么老是不好。在来访者面前维护形象，在与人交流时努力维持正常，这些好像可以让 L 伯暂时从疾病状态中走出来。

在医院场景中，患者的同伴群体尤其重要。在住院的

一段时间里，彼此生活在同一个半封闭的空间，同一病区的患者和家属很容易熟络起来，闲时聊天会交流对疾病的看法，并互相鼓励。这给了患者间情感互助和经验传递的机会。在笔者访谈的患者中有在同一病房共同生活一个多月的患者互称"难兄难弟"。① 病友间的交流让个体的病痛经验变成集体的共同经验，让患者之间有一种"同病相怜"之感。通过与周围人接触，患者的心理和对自我的认识会发生变化，不再觉得自己是唯一不幸的人。而一旦出院，空间的分离让患者间的主动联系不如住院期间那样密切，但相熟者也会互相打电话。作为住院病区最积极的患者之一，L伯更是与其他病友保持了很好的关系，即使出院了也与多人定期联系，并和病友约定等身体好些去彼此的家乡拜访。L伯回医院复查时，也会去住院病区拜访还在住院的相熟的患者，如同拜访老朋友一般，并与他们分享自己出院后的经验来互相鼓励。为了维持与科室患者的联系，笔者建立了一个食管癌病友微信群，让Z医院的食管癌患者及家属出院后也可以互相交流和分享经验。这得到了很多患者及其家人的支持。L伯是群里发言最积极的患者之一，为了保持和病友的联系，他回家后专门安装了网络并学会了使用微信。L伯在群里积极地分享自己的故事和应对疾病的经验，还帮助群里的病友向研究者和医务人员咨询各种

---

① 但面对如食管癌一样恢复情况不好的重病，病友间的影响也可能是负面的。Z医院胸科除了两个单人间外都是多人病房，病床之间没有帘子，患者隐私少，病人相互影响较大。刚入院的患者看到隔壁床已经做了手术、全身插满管子的患者可能会害怕。

术后的问题，这让他成为病友群里的代表人物。这样的参与让他重新找到自己积极的人生意义，以及超越个人的对他人和社会的价值。而加入一个群体"找到组织"也可以减轻出院后患者独自奋战的孤独感，患者在病友群里发现大家的抱怨和诉求有相似之处，比如医保报销问题、出院后的进食问题、睡眠问题，然后交换各自的应对经验。这种"抱团取暖"不仅仅是情感的互助，与其他患者的关联和命运共同体的感觉，也让患者的疾痛体验从私人的领域离开，进入一个包罗万象的政治和社会语境（见后文）。

患者对病后自我的认识除了受疾病恢复情况的影响外，还是一种对比的结果，如和病前的自己及其他病友的对比。即使像 L 伯这样在医院待得最久且病情反复的患者，也将自己与"更不幸"的人比较，庆幸自己"还能治疗"，有机会"康复"，而很多患者一发现癌症就是晚期，医院根本不会将其收治入院，即使治疗也是"钱、人都毁了"。L 伯常找寻别人的案例和故事来启发自己，把自己与更悲惨和更不幸的人（更年轻的癌症患者、更严重的或恢复情况更差的患者）做对比，来暗示自己其实不是最差的。出院回家后，L 伯一边抱怨自己生活质量不好，一边同其他那些已经不在人世的患者做对比："其实我算是很幸运的，我住院时，有十四五个人跟我住在同一个房间。现在就只有一个（患）食管癌的还在，很多（患）肺癌的都不在了……还有一个 11 床，手术后 10 天就好了，后来我还在住院，他就来复查了，说一切挺好的。但是回去两个月后，不知道怎么回事就走了"。通过与他人对比，患者调整原有的认知系统（刚发现疾病时认为自己是最不幸的，术后生活质量不好认为自己不幸），提高对自己的接纳程度，这样的转变在患者看来能使他保持愉悦的心态，更有利于他的恢复或接受自己的现状。

此外，患者还试图从自己的疾病经历中找寻积极的意义。住院期间，L伯讲述自己术后多次扩张狭窄的食管的经历，"每次吞下一点麻药，仰头让粗管子插入喉咙和食管。一般人只能坚持3~5分钟，我一次坚持10分钟，前后做过8次。"笔者赞扬他能忍常人所不能。L伯骄傲又无奈地说："没办法，要活命，就要坚持"。食管癌让L伯丢失身体与自我的统一，需要通过承担身体痛苦并正面接受治疗来恢复。如果疾病是人生新一轮的历练，那么这个历练过程也能让经历者有所收获。痛苦的食管扩张不仅让L伯进食更加顺利，身体感知有所改善，还让L伯重新获得一点掌控感或成就感。在治疗过程中，通过忍受常人所不能忍，L伯的自我变得更加坚强。L伯把承受病痛视为磨炼，并试图从疾痛的苦难中汲取积极的道德力量。当L伯展示自己可以忍受并控制痛苦的时候，他开始从无能为力的困境中获得支撑生活的勇气，这进一步激励他为后续的治疗做好准备。而这样不断地忍受痛苦，对L伯来说也是对家人的责任，让自己的生命延长，成为一个家人期待的"负责任的病人"。

疾病也让L伯更加体会到家人的好。病后L伯的家人对他不离不弃、积极支持。妻子全程的悉心照顾让他感到：

"她的心情就与我的病情有关，我好一点她就开心，我的病不好，她就难过这样……40多年来，同甘共苦。"疾病的发生虽然常常导致家庭关系紧张，却也让夫妻的感情得到验证，给家人提供了情感表达的机会，让患者和家人更珍惜彼此共处的时光。疾病为患者提供了一个重新看待和评估周遭关系的机会，让患者体会到家庭关系的重要性。病后，L伯和其他有多个成年孩子的患者都庆幸自己有多个儿女可以共同提供经济上的帮助，并承担照顾的责任，而那些只有一个孩子的患者往往无人照顾，在科室显得格外孤单。通过对比，L伯更感觉到家庭的幸福和幸运。

### （五）出院的反思

如果在医院还只是对未来的展望的话，出院对患者来说就是真切的恢复社会角色的时候。许多患者出院后感觉就像"重生"或"从鬼门关走了一趟"。L伯在出院的这一天换了一件西装，庄重而正式，穿了一百多天病号服的他好像重新回到了自己过去的身份。患者将出院当成一次重生仪式，脱掉病号服换上新衣服，然后一切又可以重新开始。L伯在出院这天说到这第二次出院后的安排："出院后调养身体，照顾孙子，一个有两岁，一个六个月（大），平时就看看书，古书、诗词、《论语》啊……练毛笔字，也去走动，现在腿和手都没有力气。188天不吃饭了，自己的嗅觉、味觉都失去了，还要协调这些功能。今天早上闻到了炒粉的味道了。只要吻合口好，其他的都不是问题。大腿割了的这个地方有些麻，碰到床也会觉得不舒服。要多运动。"对癌症患者来说，对未来的展望和希望的维持需要建立在一个前提上，即他们的健康状况可以慢慢恢复。而当疾病无法治愈，展望未来和维持希望便更难。正如卡斯尔（Cassell，1992：246）指出，疾病和死亡不是患者真的敌人，真的敌人是丢失了人生的"中心目标"。第二次出院的L伯对出院后生活的规划和展望正是持续人生"中心目标"的努力。

这次出院前L伯对回家后的生活也有担忧。在问到是否介意穿病号服出门时，L伯答道："其实也有这种顾虑，但我也愿意穿出去。别说城市，农村也有。有人会用异样的眼光来看你，他们不知道癌症不会传染的。他们不理解。癌症是不会传染的，我有一个伙计得癌症了，我打电话问他有没有和别人交往，他说没有，自己不想和别人交往，别人也用不一样的眼光看他，得了癌症就像劳改人员一样，很难融入社会……我讲啊要宽容一点，特别是对年轻人，不要弄去服刑，人生会有污点的。"公众对癌症仍有误解，有的人认为癌症会传染便不愿意和患者交往，而癌症就像是贴在患者身上的标签，如L伯所说，像劳改人员，很难被社会重新接纳。面对癌症带来的污名，即使是那些恢复较好的患者，也会害怕直接说"癌"字。随着对疾病的认识的提高，大众逐渐理解癌症可以得到一定程度的控制，但人们依然"谈癌色变"，这导致很多人在沉默中忍受痛苦，不愿对外人诉说，害怕病情公开会招致异样的眼光和对个人及家庭的歧视。然而越是这样的隐藏和躲闪，使有意义的针对癌症的公众讨论不多，进而不利于建立一个更好的疾病支持系统和适应患者生活的良好社区。L伯也反思病人出院重返社会后的融入问题："面对现实嘛，不在乎别人的看法。我觉得一个人做什么事情都要对得起自己的良心，对得起自己，别人的嘴在别人身上，反正我对得起自己就可以了。最怕自己对不起自己，是没有药治的。"作为多次出入医院、长久和疾病作斗争的患者，L伯似乎更少在乎别人的看法了，而学会了自我保护般地忽视一些声音。

跟疾病长时间打交道的L伯不再为身体不完整感到苦恼，而更关注食管癌术后关键的恢复问题，"以后还有很多东西需要协调。胃变小了，存储量小了。味觉，嗅觉，吞咽习惯这些都不一样了。要很长时间去适应。只要吻合口都不出问题，我就不担心。"只要关键的地方没问题，其他地方都可以慢慢地去适应和摸索。第二次出院时，L伯的心情已经不同于以往。大多数首次出院的患者认为出院是新生，肿瘤已经在医院被切除了，出去后又是一个健康的人，疾病是过去，未来是有希望的。然而出院后各种身体的不适应，让他们意识到事实并非如此。反观L伯第一次出院后十几天又重新入院，这次他对疾病将伴随他今后的生活已有更多的心理准备，也更坦然地接受与疾病共处的命运。

刚出院回家的几天，L伯说："心情好多了，每天这里走走那里走走，吹吹牛，日子就过得比较快（不像在医院度日如年），一家人心情都好些了。"离开医院重回社区，在家人和熟悉环境的包围中，L伯感觉不那么隔绝和孤单。"我这个病，让一家人都不知道怎么过日子了，现在出院了，日子在慢慢恢复正常。"虽然还是有这样那样的问题（身体消瘦、睡眠问题、咳嗽、胸背痛等等），但L伯做足了心理准备。然而他也说自己"精力不够，还没有（太多）去和别人玩"，大多数的时候还是一个人独自锻炼散步，骑单车锻炼臂力、脚力、腰力，也"研究诗词歌赋那些，写写文章，自我治疗"，后来学会上网后，还专门在家安装了网络。随后的日子，L伯家开始渐渐有越来越多的朋友来访。"有人来打打牌。都是一些退休的老师、校长啊，我跟他们的关系比较好。每天我家都跟开会一样，平常都来坐一下。"但村中仍有些人得知他的病情而不多来往。

### （六）艰难的康复与顺其自然

尽管大多数人回家后慢慢接受自己身体的情况并采用各种策略应对重疾带来的变化，可随着时间的推移，如果感觉并未明显好转并不断出现新问题，患者的绝望感可能与日俱增。跟很多患者一样，出院后L伯依旧很担心饮食问题，怕因食管狭窄某一天吃不进去东西了。为了维持生命，L伯每天都超量地完成医生交给的任务，医生建议他一天吃一个馒头来扩张食管，而L伯一天吃三个。回医院复查的时候，他与其他食管癌患者分享自己的心态："回去要靠自己，营养会差一点。说句不好听的，要拼命吃，堵也要吃，不堵也要吃。"然而 L 伯在过去几年的生活质量一直不太好，食管前后扩张了几十次，扩张后进食状况短期改善，然后食管又狭窄导致进食困难，反反复复。即使有比其他患者更多的心理准备，L 伯第二次出院回家后身体也遇到不少困境。回家两个月后的一天，L 伯给笔者留言："作为像我一样的食管癌患者，最恐惧的是今天吃东西吃得好好的，明天便连水都咽不下去，那时的心理状态是非常糟糕的，那时真的会感到自己的末日到了，会想到自杀……有可能在没有亲人时一下子想不开便走向歪路，这个想法每个患者都曾经有过的。"这种"今天不知道明天是什么样子"的状态让 L 伯随时生活在担忧中。

在家的日子，L 伯也听说了几个病友的去世，其中一个在医院恢复得很顺利，且很快就出院了，但回家后一个多月就去世了。这让 L 伯感觉自己身体的不确定性。很多食管癌患者回家后都"感觉自己的生命在倒数"。哪怕是恢复较好的病人在电话回访中都会表示不知道自己还能够活多久。出院回家后的几个月里，L 伯不断努力调整心态，"最坏的想法是还有一年，不然还能活几年呢？"直到出院后第一年的复查，他的检查结果显示恢复还不错，L 伯的心态才开始变得平稳点："至少今年（的生存）能保证了"。L 伯清楚地知道食管癌生存率较低，他多次提及食管癌术后存活 5 年以上的，只有 30% 多。希望自己是那个幸运的。食管癌病人以 5 年生存期为分水岭，术后 5 年还活着就是医学上所谓的治疗成功。然而最近有研究指出，过了 5 年生存期的食管癌患者，之后的生活仍时常面临危险。[①] 而一旦癌症复发，患者可选的治疗方案很少，基本上没有再被治愈的可能。

　　社会学家 Charmaz（1991：51 – 52）用"好日子"和"坏日子"来概括慢性病人经常面对的两个交替出现的患病阶段：在好日子里，病人能够有效地控制症状，可以从事许多活动，这时病痛退到了他们生活的后台；在坏日子里，病痛和治疗方案就会走向前台，他们的活动也因此受到了许多限制，此时，病人无法再像之前那样忽视病痛。很多癌症患者如同 L 伯一样，反复的病情让他们不断经历"好日子"和"坏日子"，其中病痛主导的"坏日子"居多。面对回家后时好时坏的身体状况，患者可能在求索后又回到混乱的叙事中。在医院对出院患者的回访记录中，患者表达了各种悲观的心情："觉得做人没意思，恐惧"，"想不通为什么自己会得癌症，怕再也看不到儿孙的幸福"。被访者中有的患者自知治愈无望，他们绝望的情绪带来自杀的想法，但对家人的牵挂让他们无法做出这样的抉择。回家后，L 伯的心情也起起伏伏。持续的担忧和身体的痛苦让他进一步联系到自己一生所受的苦难："我是一个孤儿，连自己父亲的面貌都无印象，是母亲把我抚养成人和供我上高中的。我们生活在农村，加上家里在本姓内来说是弱势的一个家

　　① "Five-year Survivors of Esophageal Cancer Still Face Low but Constant Risks"，http：//www. sciencedaily. com/releases/2015/04/150429125423. htm.

族，不论是内外都很受人欺辱……"疾病本身在文化中就已经具有悲凉的意思，疾痛常使人陷入对自身处境的悲叹中。对 L 伯来说，持续的病痛更激起了他对过去生活中苦痛遭遇的思考，从当下的疾病联系到自己一生所遭受的歧视和欺凌，心中苦闷无从排解，于是对笔者倾诉。术后几年中，L 伯每每在进食困难、心情低落的时候，都表现出很多悲观情绪，说自己已经不是自己，根本就不是为自己而活，而是为亲戚朋友活着。

患者的未来看起来希望渺茫，没有可以展望的宏大的生活规划。面对身体持续的病痛，患者想不明白也无法接受，挣扎良久，最后只好用"听天由命"这样的话语来表述自己的心情。"现在觉得一切都顺其自然了，改变就改变了，不去想了，想了也多余"，虽然想不明白为什么会得这个病，但是"没办法啦"，患者将一切交给命运来主宰，接受命运的安排。病后几年，在得知自己认识的病友一个个都不在了，"（现在听到朋友不在了）我很坦然的。因为没办法，如果有办法，谁不想活下去，"L 伯表示。面对疾病的反反复复，患者对命运的接受或许代表暂停对抗疾病的努力，但并不全是负面的。患者"听天由命"的状态就是向疾病投降的状态，但正如 Charmaz 指出，对疾病投降（surrender）跟放弃（give up）和丢失希望不同：当人们放弃时，他们丢掉希望，内部瓦解，被动、抑郁、乏力接踵而来，他们完全被疾病吞噬了；与之对比，投降表示允许个人放手，而不是被疾病和绝望吞噬。投降的时候，疾病与主观性融合，向疾病投降打开了患者自我转变的可能性，投降让个人的自我与患病的身体统一，此时与疾病斗争就是与自我斗争，而不是为了自我斗争（Charmaz，1995：673）。"听天由命"让患者把身体交给命运，向命运投降并接受命运的安排也是患者适应疾病的一种方式。

日日同疾病相处，L伯对健康、疾病、时间和生活的认识也发生了变化。回家后，L伯倍感健康和时光的宝贵，几个月后给笔者留言嘱咐到："明天星期六了，要跟家里人认认真真地过。星期天星期六，假期，现在我感觉到身体好的也要认认真真地过好每一天。像我就不同了，我就每天都糊糊涂涂地过一天，就算一天，明天都不太敢想，真的……"回家后，L伯明显感到自己跟常人的不同，不断使用"我这样的人"，"我们这些人"这样的词来描述像自己一样术后恢复无望，并且永远不能像正常人一样的病人。疾病经历的自我认知让患者的病人身份扩散开去（identity spread）（Strauss et al.，1984），并主导了患者的其他身份。L伯为自己不能正常进食感到苦恼，为无法过上应该过的日子而苦恼，更感到正常人的健康生活多么可贵，让笔者好好珍惜。回家四年后，L伯自己的观念也发生了转变："我现在生病了以后，不会和别人计较……我现在看开了很多，我以前很高傲的，看不起很多人。现在都看得起了。现在好了，都看开了……我今年七十一了，时间过得很快啊，生病的时候六十几。"疾病的现实，让L伯在人生态度上更加珍惜与每一个人的相遇，抓住机会见想见的人。来复查的时候，他主动联系研究者，担心可能是最后一次见面，并邀请和他相处较好的医务人员和做研究的我们一起吃饭，认为人和人的相遇是"缘"。

### （七）更广泛的诉求

面对康复机会的渺茫，患者个人可能会经历叙事的丧失，但这并不代表患者没有延展开的其他诉求。长期与疾病打交道，L伯自认变成了半个专家。对于持续多年的吞咽问题，L伯感到异常困扰，他怀疑是当时治疗的时候医生急于救命，而没有做长远考虑："我这样早期可以根治的（病人），以后千万不要放这个（吻合器）。我认为，作为一个好的医生，要考虑患者以后的生存质量，要为患者长期考虑。"L伯也把这样的想法传达给他认识的年轻医生，鼓励他们以后多为患者长远考虑。L伯也大方地把自己的经历分享给我们，"希望这些情况能通过你们这些社会工作者能有所改变。"L伯想改变的是像他一样的食管癌患者所面临的共同问题。

众多患者都强调医疗费用昂贵，一般家庭看不起病。很多患者也反映医保的一些规则不合理，比如"新农合"据称报销90％，实际却很低，而且有些费用无法报销。L伯举例说自己用的白蛋白是食管癌术后无法进食的患者维持生命的必需品，却不在报销范围内。L伯第一次住院花费20多万元，其中2万多元不能算入医保，剩下的费用中，医保只报销了7万多元。L伯结合自己报销的经历感慨道："我跟你们说，反腐还不够，村、镇，失去公信力的就是底层的这群人。什么问题都出在基层，政治、经济……干部不懂法，这是原因。做事靠关系靠钱。"疾病把个人与国家的距离拉得很近。重病的负担需要国家的相应政策支持。患者日常通过媒体得知国家的很多好政策，但在自己生病后无法享受到或打了折扣，这极容易影响个人对政府的态度，使患者在无助中开始对政府有更多期待和问责。由于病情特殊，加之自己的人生经历，L伯把很多希望都寄托在国家政策上，希望政府能够帮忙。

　　由报销问题扩展开去，L伯和科室其他患者结合自身的体验和观察开始反思更多的社会问题，"像农村啊，因病返贫，失独，孤寡老人，都需要关注。对食管癌这种特殊病种，营养液也应该要报销的。""在重症监护室用的那些药都不能报销，病人没有那些药怎么能够活？"共同的问题让面对疾病重压又求助无门的患者形成了一种"共同体"意识，他们的呼吁不再是个体的，而是为生病的群体，甚至包括其他弱势的人群。而L伯在回家后也真的行动起来，成为住院期间认识的众多患者之间的联络者。他借助病友群，以及与研究者及医务人员建立的良好关系，帮助其他患者打听各种信息，并查阅各种政策资料。L伯还进一步对比现在的医疗和过去的医疗："我们在1972年的时候，那会缴纳的医疗保险费用只要1角钱，然后我们看病都不要钱，基层自己搞，现在国家收取这么多医疗保险费用，还是没法保障好。"这种呼吁政府对癌症患者的关怀，使疾病带来的不便不再被简单理解为个人的问题与责任，而被视作社会或政府的不作为加诸个人的一种状态。个体的疾痛体验往往与大的政策支持、体制安排密切相关，这也是患者叙事中更大诉求的原因。而当个人把自己的问题置于一个大的体制背景中时，患者的自我责备感和责任感会得到减轻。将自己嵌入一个更广大的场景中或许是一个人病后最有力的恢复人格的方式，同时病痛的人不再是一个被痛苦隔绝的人，而是被拉进超越个人的意义之源和分享这些意义的人类共同体中（Cassell，1998：140）。

## 三 总结和反思：癌症患者的理解、应对和意义追寻

本章以一个癌症患者过去五年间从发现疾病到回家康复的个案来连接前面章节分阶段呈现的患者经历。通过 L 伯自己对病痛和治疗经历的叙述，我们试图理解疾病如何影响了患者的生活，患者如何在疾病的混乱中找寻意义，如何适应他们的疾病及结果。

癌症的发生和发现对患者具有颠覆性的冲击。其对个人的人生进程造成破坏，打乱了生活的节奏，破坏了内心的平和，迫使人面对衰老和死亡将至的残酷现实。L 伯的疾病经历，对他来说先是健康的彻底打破（混乱），然后是长期且持续到现在的恢复过程（恢复），再是对自己经历的意义的深层追寻（求索）。在讲述过程中，L 伯不停地反思疾

病的影响和自己的一生。从患者的叙述中可见，癌症患者从发病到治疗再到恢复是极其痛苦的过程，在这个过程中患者矛盾纠结的心理让他们的叙述由混乱和求索作为主导。与此同时，患者也努力适应疾病带来的影响：寻求治疗并积极对抗疾病、适应新的身体并试图恢复之前的身体功能、追寻疾病的解释和意义、回顾过去并展望未来。适应如癌症一样的慢性病，并不单单意味着从疾病中康复过来，更是学着与疾病共处，让无法绝对康复的病痛成为生活的一部分，从而让生活继续。然而因为食管癌的复杂性和高死亡率，一些患者在康复希望渺茫的时候开始试着接受命运的安排。患者努力修复身体、重构自我和协商身份，以及绝望后的"顺其自然"都是食管癌患者的应对之策。

此外，面对像癌症一样难以治愈的重病慢病，找寻意义是非常重要的应对方式，找到一个生病和生活的平衡，把疾病的应对融入生活中，并尽量保持生活的意义和自我价值。L伯的讲述有类似的目的，他了解笔者的研究并积极参与，允许我们使用访谈资料，希望他的经历能被更多食管癌患者了解到，也寄希望于我们的研究可以帮助更多癌症患者。L伯其实是本章的共同建构者，但出于保护隐私的目的，本书无法将他的名字列出。L伯讲述故事，坦诚地分享他的经历和心境，其实是自己经历的建构者，因为在讲述中，他选择表达什么不表达什么，以及以什么方式表达。虽然患者给研究者的讲述并不一定反映其疾病历程的全部，但他呈现的是患者希望给别人呈现的样子，患者"理想"

的自己，他希望自己是什么样子，希望别人认为他的样子。讲述的内容既是心境的流露，也不全是。这样的呈现对被疾病困扰而时时感到绝望的患者具有重要意义，让其可以自我鼓励地积极应对病后的日子，并且暂时重构新的自我。在疾痛带来的苦难中，L伯试图解读出积极的意义，尽管疾病难以治愈，康复效果不佳，但个人可以通过各种努力来获得面对疾病的力量，从悲痛中拾起继续生活的勇气。但并不是每一个患者都能像L伯一样多年都正面地应对疾病。正如田野点病区护士长总结自己印象中的两类久病的重症患者：一种是阳光的，生病后试图找寻意义，帮助别人；另一种是灰暗的，病后愤愤不平，感觉全世界都亏欠自己。L伯属于前者。笔者希望对L伯起伏经历的呈现能启发更多病人有尊严、有意义地度过疾病的漫长时光。毕竟，只有把疾病当成老师，变成它的学生，我们才能最终成为它的主人，掌控自己的人生。未来中国社会将会有更多像癌症患者一样无法痊愈的慢性病人，慢性重病将伴随很多人的生活，而探讨如何让患者更好地应对疾病，学会与疾病相处，是当下中国医疗体系亟待解决的问题。

# 第七章
# 总结：理解患者经历的
# 意义及重要性

随着我国人口老龄化的到来，恶性肿瘤已成为严重威胁老年人健康的疾病，其发病率还在逐年上升（于正洪等，2009）。近30年来，我国的癌症患者日渐增多，未来经历癌症的个体和家庭将会更多。理解患者的疾痛经历对减轻患者的病痛体验和改善医疗服务具有重大意义，这是老龄化社会建设"健康中国"必不可少的部分。本书基于在一所肿瘤医院5年多的田野调查，呈现癌症患者的疾痛经历。通过倾听患者的声音，笔者试图理解癌症如何影响了他们的工作和生活、身份与自我；患者如何在疾病的混乱中找寻意义，去理解发生在生命中的大事；患者如何适应他们的疾病及结果，这些经历如何融合到患者和他们家庭的生活中。通过对患者疾痛经历的研究，笔者也进一步探讨影响这一疾病历程背后的社会文化因素，希望以此能更好地理解人类经验的苦痛，并对缓解这些苦痛有所启发，从而避免本书开头所描述的悲剧发生。

# 一　中国癌症患者的疾病历程

对大多数癌症患者来说，疾病始于感觉到身体的不舒服或不适（如喉咙疼、咳嗽加剧、胃疼、吞咽困难），很多人一开始去看社区医生或者前往地方医院就诊，有时身体的不适被当成其他问题（如食管癌早期经常被当作慢性胃炎或胃病）进行治疗，直到病情进一步严重，患者到上级医院检查才确诊了癌症。之后患者从地方医院开始，一级级往上走，最后到达全国知名的 Z 肿瘤医院。也有患者是体检中意外查出来肿瘤，并进一步到上级医院确诊，最后辗转来到 Z 医院进行治疗。Z 医院患者多、床位紧张，患者往往先看门诊，进行检查，一边等待检查结果一边等待入院的床位，这一过程可能需要一个星期到一个月的时间。伴随着焦虑的等待，某一天患者家庭突然被通知医院有了床位，于是患者和家人"两眼一抹黑就进入医院了"，开始慢慢接触、熟悉和积累相关疾病的知识。笔者从患者进入 Z 医院之后开始接触到他们。本书呈现了进入 Z 医院后，患者在患病历程中每一个阶段矛盾复杂的心理：从疾病发现后的信息协商、拒绝和承认；获知疾病后的内心纠结与归因解释；到治疗中多面的体验，治病救人的措施如何带来身体、自我及身份的进一步割裂；出院后患者面临新的困扰和担忧，以及患者持续做出的努力去应对疾病。

不少患者在刚刚被确诊为癌症后，并没有被直接告知

（全部）病情。在当今中国社会，广泛存在着患者，特别是重症患者被隐瞒病情的现象。传统的观念认为，肿瘤这种预后不好的疾病，最好不要让患者知道，以免给他们带来不利的心理影响。在实践中，家属也常常对患者隐瞒病情。家人在做告知的决策时，根据他们对患者性格、身体、心理状况的了解而做出考虑。此外，决定告知与否也是患者家属了解和接受癌症的过程。然而，患者多多少少都希望获知关于自己病情的真实情况。当家属的隐瞒和患者的意愿发生冲突时，不断的协商就伴随着患病的整个历程。患者与家属对知情权的争夺是一个不断变化的过程。随着病情的发展和治疗的推进，家属的告知态度会发生变化。很多家属会考虑在特定的时候告知患者，特别是手术前、手术后和临终安排后事的时候。而病情的加重也可能让一些家属从选择分享病情到后来极力隐瞒，使患者逐渐失去了知情权。疾病的不告知给患者和家属都带来诸多影响，可能让患者对治疗和预后没有做好准备，也可能给家属带来沉重的心理负担。

获知病情后，患者将经历一个震惊的过程，在震惊之余，每个人都会不断追问"为什么是我"。追问中，患者反思自己的生活习惯、人生经历，并把它们与自己当前的疾病状态联系起来。患者的解释模式常常超越生物医学对疾病的狭窄解释，比如，患者的解释会把与食管癌密切相关的饮食行为放入更大的家庭、历史和社会场域中，把私人的饮食事件公共化。不健康饮食被归因于地域的饮食习俗、过去生活的苦难、家庭经济条件差、现在的环境污染等。饮食行为与更大的社会经济不平等和社会问题相联系，而不完全是个人的责任。对于食管癌的外行解释也常常与患者个人的生活史联系起来，镶嵌在地方的道义世界中。患者过去辛苦工作的经历、不好的生活习惯、苦难的经历可能导致了现在的疾病，而这背后是患者对家庭的责任和付出。患者强调过去为家庭的付出也让他们更有理由要求家庭现在对生病的自己的尊重与支持。这些看似简单的疾病与食物和生活经历的连接，其实是一个由情感和道义组成的关系网络，对患者的疾病应对有多重意义。

伴随着对病情的获知，患者开始了解疾病信息，思考治疗选择，有的则完全听从家人安排治疗。针对食管癌的治疗包括手术、放疗、化疗等方式，手术是笔者田野科室大多数患者所接受的主要的治疗方案。手术后，患者的身体发生了明显变化。患者身体内部器官被重新安置，并被接入外部设备，全身插满各种管子，满身疼痛躺在床上不能自由活动。切割、摘除、补液、打针、插管让患者的身体变得"千疮百孔"、"支离破碎"。术后患者还可能遇到吻合口瘘、肺部感染、伤口愈合差等问题。身体的变化也威胁着患者术后的身份认同及自我认知。简而言之，食管癌的治疗给患者术后带来的影响表现在三个方面：患者身体的巨大变化，让其不同于之前健康的身体形象和状态；身体问题威胁到患者社会身份的实现；身体变化和身份失序也导致患者对自我的认知发生变化。

住院期间，归家是患者最大的希望，归家就意味着恢复过去的生活。然而，回家后患者却面临新的冲击和断裂。并未痊愈的身体需要慢慢恢复，患者依旧日日"沉浸"在疾病中，生活围绕着病后的身体来安排。不断出现的并发症和进食问题让患者的身体处于持续的医学规训下，而医疗支持的断裂让这一恢复过程面临诸多问题。回家后持续（治疗）的金钱压力、给家人带来的照顾负担、社会关系紧张和歧视让对出院满怀希望的患者遭遇新的冲击。但随着时间的推移，日日同疾病打交道的漫长历程也让患者学会与疾病共处。多年癌症的经历让不少患者发展出一种新的生活方式和规律来适应变化后的身体。患者的生活从断裂走向延续，但依旧具有极大的不确定性。面临癌症发展的不确定性，患者不断反思人生，改变生活态度，并重新安排生活事件。从这个角度来看，疾痛体验不仅仅是负面的，也会给生命带来收获，而这样的收获却显得有些无奈。

患者从发现癌症到治疗不断经历身体上、心理上和社会关系上的巨大变化。上述章节呈现的疾病历程看起来是一个线性的疾病发现和治疗的轨迹，但从第六章一位患者患病心路历程的呈现可以看到，患者的疾病经历并没有那么顺畅，常伴随着交错混乱的体验，并且时时刻刻都在改变，比如患者有可能经历病情的反复，出院后重新入院；可能治疗后效果不好，康复前景渺茫，甚至面临死亡的威胁。L伯的疾病经历，对他来说先是健康的彻底打破（混乱），然后是长期且持续到现在的恢复过程（恢复），再是对自己经历的深层意义追寻（求索）。个人在应对疾病时所采用的策略也是研究的关注点。患者的疾病应对方式并非一成不变，而是一个持续的动态过程，病情好的时候患者积极应对、进行意义建构，而病情发展不好的时候则可能消极接纳、听天由命。患者努力修复身体、重构自我和协商身份，以及绝望后的"顺其自然"都是食管癌患者的应对之策。人们对疾病的理解及其应对是一个不断建构的、变动的过程，其间充满了策略性，并不断受到病情发展、社会文化与传统、家庭关系、医患互动环境等的影响。

本书的各个章节虽然大致按照疾病轨迹来安排，但从各个章节之间错综复杂的连接和重合可以看到患者体验的复杂性和重叠性。很多对慢性病经历的研究都注意到疾病给患者带来生活的根本改变。疾病与个人之前的很多事情都缺乏关联性，是外来事件对个人经历连续性和内在一致性的冲击，打乱了人们正在进行的生活。正如 Fleischman（1999：10）所说："患病的宣称划出一道边界。它把生活分割成'以前'和'之后'，而且这一分割从此体现到个人生命故事的每一个方面重写上。"但患病后患者的经历并不是线性的从生病到康复的顺畅过程。患者在疾病历程中不同时期的体验差异巨大，伴随着癌症及其治疗的反复，患者体验也随时出现动态的变化。不少对慢病重病经历的研究都揭示了，患者应对疾病的历程，如萨奇曼（Suchmen，1965）认为在认知和应对疾病的过程中，一般会经历五个不同的反应阶段：（1）经历症状（身体是不是有什么地方不正常）；（2）接受患病角色（是否放弃正常角色）；
（3）接触医疗服务（是否寻求医疗服务）；（4）依赖性患
者角色（是否接受专业治疗）；（5）恢复与痊愈（是否放弃
病人角色）。每一阶段都对应着后面需要做出的决策，且受
到人口和群体因素的影响。也有研究者从患者心理的角度，
发现癌症病人在诊断、治疗、恢复、死亡等不同阶段均可
能产生一定的心理危机，主要会经历震惊、否认、抑郁、
对抗、治疗五个阶段（叶梅等，2010）。

　　然而，上述观点依旧将患病经历看作是一个单向的线
性历程。现代医学带来了从传染性疾病到慢性病的变化，
疾病类型的变化引起了疾病历程的新问题，即对疾病的应
对不再简单地从一个阶段过渡到另一个阶段。现代社会越
来越多的慢性病是长期或者伴随一生的，不可能让人持有
暂时的"病人角色"，然后恢复。对于如癌症一类的严重疾
病，患者可能并不能完全康复，而必须带癌生存或者带着
治疗后终身改变的身体生活。对于本书研究的食管癌患者
来说，其痊愈的机会不大，手术后能活过 5 年生存期的概率
只有30%左右（医院数据），患者如何应对这种绝望的情
景？怎样面对未来的生活？跟帕森斯的"病人角色"比起
来，苏珊·桑塔格（2003）把现代的疾病比作旅行更加微
妙。她形象地比喻道：很多人有两个王国，一个是健康的
王国，另一个是生病的王国，就如同个人有两个国籍的身
份一样，中间还有一个缓和地带，如同两个国家边界间的
非军事区，人的一生在这些不同王国之间旅行。弗兰克

（Frank，1995：10－11）进一步发展这个比喻，认为患慢性病的人就像处在缓和地带，他们如同生活在非军事区，不是使用一个国家或另一个国家的护照，而是停留在永久的签证状态，他们的签证需要定期更新，且随时面临被驱逐的危险。医学的胜利让越来越多过去可能死去的人停留在这种永久的签证状态。如果说帕森斯的病人角色是现代的，那么桑塔格的旅行状态和弗兰克的签证状态则是后现代的。病人角色在前者处于结构中的稳定位置，后者则是随时流动的、变化的。凯博文（Kleinman，1988：44）把慢性病描述为随时爆发的"火山"，"慢性病的潜流犹如火山，它还会爆发，而且难以控制"。如此看来，症状控制是一项旷日持久的工作，它需要患者机智地管理病痛；有时，稍有不慎就可能引发难以挽回的灾难性后果——死亡。

在一个"慢性病时代"和"带病生存的时代"，疾病会在未来很长一段时间构成患者生活本身。对于本书研究的癌症患者，他们的疾病历程和适应是一个持续的动态过程。而无论是人生进程的破坏或延续，个人的疾病经历不仅带来简单的负担与收获，更可以透视出个体经验与社会结构之间的紧密关系。慢性病患者遭遇的苦难，反映的不仅是疾病本身，也是社会性力量对人类体验造成的伤害（余成普、廖志红，2016）。中国癌症患者的患病经历无时无刻不被更宏大的社会结构性和制度性因素所影响。虽然这不是本书阐述的重点，但从所有患者的经历中都可以看到他们的经历受家庭的、社会的、文化的、医疗体制等多重因素

的影响，这也让我们反思患者的疾痛体验对医疗服务提供
及社会政策的启示。

## 二 患者疾痛经历对医疗服务提供及社会政策的启示

凯博文指出，通过研究个人疾痛的意义，有可能打破
疾病引起疾痛，疾痛又反过来加重病情的恶性循环，解读
疾痛的意义还能帮助我们对病人提供更有效的医护服务
（克莱曼，2010：9）。本书认为，认识到患者正在经历的事
情，能对他们的处境有更好的理解，通过更好的理解，希
望能帮助患者更好地应对这些疾病，并对未来的医疗提供
启示。

### （一）从"以身体为中心"到"以病人为中心"的医疗模式

随着医学技术的发展，尤其是应用到如癌症一类重疾
上的高精尖技术的发展，癌症治疗的选择越来越多，治疗
效果越来越好。这也导致在医学的关注中更加看重技术和
治疗效果，而忽视患者整体的体验。医学的专业分类也让
患者的整体体验被进一步遗落。对于本书研究的肿瘤患者，
进入 Z 医院，他们被迅速归类，患者因为肿瘤类型的不同
而被分到不同的科室，也因为治疗手段的不同而被进一步
划分（手术到外科、放化疗到内科）。在日常工作中，医生

关心肿瘤的大小、恶性程度、治疗进展情况等，但对癌症患者的心理和切身感受较少关注，患者对治疗的综合需求也容易被忽略。在治疗中，手术一类的手段能切割掉患者的肿瘤，却并不能改善患者的福祉。对食管癌患者来说，作为治疗方式的食管癌切除术虽能救命，却并不能治愈身心的痛苦，有时反而加重患者身体和生命历程的断裂感。而随着癌症相关治疗技术的进步，患者的生存期延长，癌症越发成为一种慢性病。一旦患病，患者必须经历一个漫长的，甚至持续一生的与病共存的过程，这一过程不仅关系着身体的治疗，更是对患者家庭关系、社会关系和自我的考验。手术等治疗只是针对患者身体的修补，并没有解决患者的苦痛，而这些苦痛不仅仅是身体的，还是心理的、自我的、家庭的、社会的。医务工作者职业的视角和感受疾病的患者的视角之间有一个巨大的裂隙。如果医疗体系不能承认并理解患者苦痛的多重性，理解身体变化给患者身份和自我带来的影响，医患间的隔阂将持续下去，并阻碍更有效的治疗和照顾。

因此，本书提出从"以身体为中心"（body-centered）向"以（病）人为中心"（patient/person-centered）的医疗模式转变，这样的提法并不是创新。西医在其发展历史上从最开始就是基于身体的知识；随着现代解剖学的发展，疾病也被定义为身体结构的改变（Cassell，2015：4，6 - 8）。当前主导的生物医学模式"以身体为中心"，在治疗中将患者的身体和自我分离、客体与主体分离，这对慢性病患者并不适用。医疗界早在 20 世纪 70 年代末，就开始倡导医学模式的转变，由"生物医学模式"向"生物 – 心理 – 社会医学模式"转变，尤其在当下的慢性病时代。"以（病）人为中心"的医疗模式强调理解和重视疾病及其治疗对于人的意义，对于患者和家庭的意义，在此过程中也并不忽略身体的实质问题，而是在现有的对身体集中的治疗模式中加入对人的考虑。医学不仅是对疾病的治疗（cure），也需要对病人关怀和照顾（care），治病救人的医学终将是以人为本的。这就需要对患者患病体验的关注。

从医学的角度来看，患者的体验及叙述可能缺乏解剖学和生理学的知识，可能是基于强烈的情感、显得太主观，甚至可能表达缺乏逻辑、抓不住重点。但给医学的图景增添亲历者第一人称的叙述，这可以为医务人员的诊断、治疗和共情做出贡献（Carel，2016）。有时，医疗科学的话语已经变得如此还原简化，以至于它排除了对个人来说重要的一切。将患者的体验和讲述融入诊疗过程中，可以缓解患者在医疗场域中被异化之感。正如笔者所调查的病区，进门的"希望之墙"用其他患者书写的故事，以一种熟悉的语言呈现了患者将要经历的疾病历程。患者能带给医疗场域的是他们独一无二的亲身体验，这种亲身体验是医务人员难以提供的。医生需要倾听，试图从患者的角度来理解疾病，才能看到疾病对患者的影响。患者的疾痛故事让我们看到他们的痛苦不仅仅是身体的，更来源于身体的改变影响了他们的日常生活、自我和身份，一旦这些改变处理不好，患者的恢复也会格外艰难。对于食管癌患者来说，治疗应不仅仅包括肿瘤切除和伤口愈合。癌症患者康复过程艰难漫长，术后难以在社会中重塑自我和身份，因此在得病和治疗中有长期的身体、情感和心理需求。然而我国当前的医疗体系甚少顾及患者出院后长期的康复需求，也很少关注患者心理和情感的需求，即使提供心理关注，也是把心理问题当作疾病来治疗，而不是对患者作为人的整体方面的恢复做出支持。本书开篇所描写的患者自杀的案例中，患者家属在医务科就明确表示："我们觉得医生的态度非常不好，护士不是那么温和，他们没有让病人感受到关爱，所以那段时间心情非常不好。""我只能说医生护士和病人的交流陪护不够，几家医院的护理工作都不到位，没有微笑点头，给恢复期的病人支持不够。因为病人的心理和身体都生病了……这里就缺少心理干预"。我国绝大多数医院里少有对患者身体以外的关怀，患者就是在这种缺乏心理和人文关怀的环境中独自应对自己的疾病及其治疗。治疗有赖于技术的进一步发展，但"疗心"与"治病"一样重要。对患者来说，治疗的目的是让他们恢复身体机能并延续生活，是维护患者的福祉和患者作为人的意义，而一旦这些目标难以达成，患者即便肿瘤切除也可能看不到"活下去"的希望。

面对患者家属的质疑，医务科的工作人员做了解释："其实这个也是中国（很多医院）的问题，医生做手术，做得越多越有优越感，这样觉得效率很高。不像国外，预约看病的时间长，医患之间的交流时间多。我们很难像国外那样，一对一，有很长时间的沟通。国内的情况是，医生和病人的比例比较悬殊，医疗资源不足。国外医院的心理关怀好很多，几个医生护士围着一个病人，我们是一个医生看几个病人。"医务人员忙碌的工作确实给他们详细地倾听患者带来了困难。在工作日，Z医院每个角落都聚集着大量患者和家属：挂号缴费大厅、电梯口、自助机前、门诊室外、住院病区……来Z医院的患者如同流水线上的案例，门诊室，医生几分钟就要诊断一个病人；检验室，医务人员把一个个患者推进仪器又快速推出来；手术室，医生们忙于一台接一台的手术。即便面对繁重的工作压力，Z医院很多医务人员也尽力从各自的角度去理解和帮助患者。田野的科室，进门的走廊墙上就有一面"希望之墙"，墙上贴了一些"抗癌成功"者的自述故事："微笑面对人生"，"克服恐惧心态，坚定信心和希望"，"生命转弯处，依然可以复制微笑"，"绽放美丽的生命"，"做生命的强者"等等。在"希望之墙"的前言里一位教授写道：

> 早就想做点什么，为我的病人，我的朋友……
> 许多年过去了，他们有的走了，有的还坚强地活着，
> 活着的许多人已经成了朋友！
> 一直在想，能再为他们做点什么，
> 为纪念那过去了的……！

当然更为了激励来者！

前些时候，在麻省总医院看到这么一个栏目，

觉得很有意义。

将这个栏目移植过来，我们的园地就叫希望之墙！

让过来者谈谈他们的经验。

至少酸甜苦辣都是真的……！

疾病本是一种磨难，更何况这么伤筋动骨。

如何勇敢地面对，平静地度过……！

这是一种心境，一种修养，更是一种艺术！

为了我的病人，我的朋友……！

他们满怀期待，有期望就有希望，有希望就会有明天！

"希望之墙"代表了异常忙碌并常常超负荷工作的医护人员为患者的福祉做出的点滴努力。他们在尽力创造空间和机会来让患者讲述，来倾听患者的疾痛故事。另一些医生则在推进新的医疗技术，希望给患者治疗后带来更好的生活质量。如一位推动手术机器人的医生就表示："活着与很好地活着并不矛盾，在为患者治病的同时也应考虑到患者日后生活的需要，比如在给女性进行手术的过程中，考虑到其日后的生活与对美观的重视，可通过精准控制机械手最大限度地减小创伤面积，为患者日后生活提供便利"（20190505TJ）。还有那些默默付出的护理人员，有患者出院多年后还记得，住院期间"不管夜里一点还是两点，她

（护士）洗管子都不叫我老婆起来，她们都自己洗管，你看是不是很好啊？因为，她们不是我女儿（还能对我这么好）。我真的感谢一辈子。"（20190613TJ）患者的家属多年后也不忘那些提供帮助的护理人员："在父亲病情久不见好转，无助绝望的日子，我记忆犹新来自医院护工阿姨的提醒问候，所有的关怀关怜、帮助支持，都堪比寒冬热焰"（20190612TJ）。此外，患者出院时一般会留下医护人员的联系方式（电话、微信），出院后，很多医护人员利用自己的休息时间回答患者的各种问题，为患者提供远程的康复指导。在田野点病区，回访的制度是护士长看到出院后的病人生活质量差才建立起来的，且往往是护士单方面的付出和指导，她们用个人的点滴付出来弥补制度的不足。而 Z 医院的管理者也颇具医学人文情怀，会在每年的新员工入职培训中加入医学人文、医患沟通的讲座，但囿于现有制度和条件的限制（如患者太多、医院空间有限），管理者也难做更多。

## （二）改变的可能性

在现有体制里，医患都有很多无奈，如何去改善是需要也值得被讨论的议题。了解病人的患病经历，不仅有助于我们更好地理解人类疾苦及其社会影响因素，还有助于探究现代医疗和社会体系在应对癌症中的问题和可改进之处。这是研究患病经历的现实意义。为此，本书做出如下几点思考。

（1）疾病叙事和叙事医学的实践：除了专业的视角，医护人员也需要从经历疾病的患者的角度来理解疾痛和伤残的经历。从患者视角来看问题对以患者为中心的服务极其重要。而要了解患者的疾痛体验则需要倾听患者的故事。当下各国都在实践的疾病叙事（Kleinman，1988）和叙事医学（卡伦，2015）是值得借鉴的方式。卡伦（2015）认为，叙事是医务人员很重要的资源，医生很有必要仔细地倾听病人以了解病人叙述的问题，通过投入感情的倾听，医患间能够建立起一种关系让医生做出恰当的诊断，让医务人员了解疾病给患者生命历程的影响，让病人获得更适当的照顾；对患者叙述的倾听并不与临床研究和医学实践相冲突，但是他们挑战各种临床的治疗，通过患者自身的体验指出其不足之处。"叙事医学"（narrative medicine）则意在推进针对医疗职业群体的叙事培训，让医务人员学着倾听患者的叙事、想象患者的境遇、理解他们的痛苦、尊重他们的选择。在推动叙事医学方面，国内已经做了诸多探索，如很多医院在尝试平行病历的书写，不少医生也在努力把叙事医学的理念运用到自己的工作中。① 虽然面临困境，但从各方的实践来看，叙事医学在中国医疗场域仍旧可以进行本土化的尝试，且叙事能力或者倾听能力的培训不应限于忙碌的医生，更应扩展到其他医务人员（护士、技师、其他辅助医疗人员、行政人员等等）。

---

① 医学与哲学杂志社联合中国医师协会、中国医学人文杂志社已经召开了两届全国叙事医学与临床实践研讨会，吸引了大批临床医务人员参与。

（2）在社会支持层面，需要更多患者的支持群体和组织，增进公众对癌症的认知，改进对患者的支持保障体系。首先，在当下忙碌的医院环境中，仅仅依靠医务人员来承担所有责任是不可行的，医疗体系需要纳入更多对患者的辅助支持群体/团体（如社工、志愿者、心理咨询师）来了解患者的意愿和需求，提供仅仅靠医生难以提供的关怀。然而，我国大多数医院都没有设立专门的社会工作部，许多医院也没有心理咨询室。Z医院有一批心理护士，但大多是在做临床护士工作中兼做心理咨询，难以满足患者的需求，更难以顾及患者出院后的无助境况。增加辅助群体能更好地满足患者多方面的需求，如医务社会工作者能够了解患者需求、帮助患者进行情绪疏导，心理咨询师则可以从专业的角度来解决患者的心理困扰，这些辅助群体更可以结合疾病叙事来对患者术后的康复进行干预并提供关怀。其次，需要增进公众对癌症的认知，减少癌症的污名，引导社会公开讨论和面对如癌症一类的重疾。对癌症的污名不仅仅是一种社会污名，更影响患者的自我认知，形成自我污名；中国社会对癌症就是死亡的观念，让公众不敢公开谈论癌症，倾向于隐瞒病情，也让患者及其家人对癌症的治疗没有做好准备，患者出院后的社会处境更加艰难。面对老龄化社会，我们需要建立一个更好的疾病支持系统和适宜患者出院后生活的良好社区，这就需要增进公众对癌症的认知，从了解到包容，从预防检查到合理的应对，从不告知到有意义的公开讨论。最后，本书呈现的患者的叙述和体验也呼吁政府的行动和政策调整，以更好地应对人口老龄化和慢病重病日益增多的趋势。从整体上来看，我国的医疗体系中缺少体检和预防的制度，尤其是农村地区，人们很少有体检的习惯和资源，因此一发现癌症就是中晚期，这给不少患者后续的治疗和康复希望带来巨大的困难；在医疗保障方面，癌症依旧给大多数家庭带来巨大的经济负担，且各地医疗报销政策不一致，给患者带来诸多困惑和心理压力。

（3）在具体的医疗配置中，患者需要延伸到社区的医疗服务。对于癌症一类的重大疾病，患者需要持续的医疗支持，而当下的医疗体系无法关注到出院后的患者，更无法及时为他们提供指导。即便在医院内，异常忙碌的医务人员也没办法对术后护理和后续的康复做很详细的指导。患者及家人入院时迷茫，出院后更加不知所措。Z 医院呈现的种种现象也代表了中国诸多大型医院的情况：患者蜂拥而至，床位紧张，为提高病床周转率，很多患者不得不在伤口尚未痊愈或身上插着营养管的情况下出院。患者回家后往往完全依靠家属提供照护，而家庭缺乏专业的知识来应对癌症之类的重病。笔者遇到的一位乳腺癌患者回家后伤口感染，幸好社区护理人员可以上门进行简单的伤口清理。当下医改"强基层"的发展策略中，社区医疗力量已经有所提高，对于患者伤口感染等简单的护理能提供及时的帮助。但对于复杂的问题，如食管癌患者术后管子的护理以及食管狭窄进食困难的问题，社区全科医务人员并没有太多专业知识，难以提供有效的帮助。疾病的复杂性和多重性呼吁新的医疗模式，癌症患者术后康复需要延续到社区的专业指导，从护理、营养到心理上的咨询和支持。未来我们的医疗体系需要大医院的专业人员与基层社区医疗机构的进一步协作。更好的医疗服务分级体系能让患者的康复问题在基层得到及时处理，避免患者涌入大医院，这既可以改善患者的康复和疾痛体验，也能控制医疗费用并减少医疗负担。从医院延续到社区的护理（延续护理）或许也能弥补生物医学的不足，并连接患者被中断和打乱的生活。当下技术的发展（如远程医疗的出现）为更好地进行医疗协作、优化医疗服务递送提供了契机。

（4）缓和医疗与安宁疗护的推广。当下的医疗体系也需要反思对恢复希望渺茫的疾病什么样的治疗方案才是患者人生的最佳选择。正如 Cassell（1992：246）指出，如果治疗的目的是支持患者人生的"中心目标"，这会极大地影响治疗的形式，以及医生、照顾者还有患者在这个治疗过程中和生活世界中的态度。本书呈现的患者对治疗的体验或许能让我们思考治疗的真正意义。而当治疗没有意义的时候，是否有其他可替代的缓解患者痛苦的方式？本书访谈的患者，不少在过去几年已经离开人世，书中并没有对他们着墨太多，但从第五章、第六章可以看到即便是那些还活着并积极与疾病打交道的患者，他们也时常经历癌症的非凡折磨并思考死亡的议题。Z 医院往往只收治那些还可以治疗的患者，对更多"没有治疗价值"的患者，则不会收治入院，这些人去了哪里？Z 医院出院的患者在生命的最后阶段是否获得了适当的医疗支持（如镇痛）？所有的这些观察和思索都指向了安宁疗护——让患者在医疗的支持下，没有太多痛苦、尽量舒适、宁静和有尊严地度过生命的必经阶段。如果有安宁疗护，是不是本书开头那样惨烈的自杀死亡会减少？而缓和医疗并不仅仅用于患者生命的末期，更可以在癌症患者漫长的疾病历程中发挥作用，通过镇痛等让患者舒适的医疗支持来减少过度治疗和并发症，提高生活质量。

## 三 未完待续的故事和研究伦理的反思

本书从癌症患者自身的角度来呈现他们的患病经历，正如前文章节或多或少提及的，个人的患病经历受社会、文化、经济及家庭关系等诸多因素的影响。但本书聚焦于患者微观的疾痛经历居多，患者个人身体体验的疾病需要被置于一个大的社会和关系场景中来分析，这也是笔者正在进行的研究和写作。过去五年伴随我学术生涯的癌症患者疾痛体验研究，启发我不仅关注患者本人，也关注患者的照护提供者，尤其是其家人。所有患者的经历都告诉我们家属对他们的疾痛体验和康复极其重要，且家属跟患者一样会经历获知疾痛的纠结、治疗期间的焦虑、回家后的不确定，家属甚至面临更多压力（从经济支持、精神抚慰到照护提供）。患者疾病的经历对家属同样带来极大的震动

和影响，甚至人生观的改变，正如一位患者的儿子表示"这些梦魇记忆……能经常勉励自己明天何去何从？让自己时刻体悟生命中孰轻孰重？什么事情更应该把握、追求和珍惜？"（B 伯家人记录）但在医疗体系中，所有注意力都放到患者身上时，患者的照护者却处于一个被忽视的状态。因此，癌症患者家属的照护体验成了笔者后续重要的研究主题。此外，后续的研究也会把注意力放到围绕在患者身边的其他角色，从医生、护士、在医院里提供照护的护工，到患者的社会支持网络，如让患者个体经历走向集体的病友团体，患者在虚拟社交平台从陌生人处收获的支持（涂炯、周惠容，2019）。未来随着中国老龄化社会的加重，重病老人的照护问题将会更加突出。这也引导我去探讨大病和临终照护，发现护工在为患者和老人提供照护中起着举足轻重的作用。

在患者的癌症历程中，还有一些流程和内容并没有纳入本书的写作中，如入院、治疗方案的选择、放化疗等其他非手术治疗的经历。这些内容将在后续的研究和写作中进一步呈现。对食管癌患者的研究也启发我从食管癌扩展出去，观察更多不同种类癌症患者的体验。本书虽然以食管癌患者为主，但它反映了中国癌症患者疾病经历的很多共同方面，比如那些经历乳腺切除术、前列腺手术、结直肠造口术的患者，因此对理解癌症患者的苦痛具有一定的普遍意义。

对癌症患者的追踪研究还引导我探究在中国推动安宁

疗护与临终医护制度的本土实践。过去几年遇到的不少患者已经离世，也有很多患者的人生故事还在继续，这些在Z医院治好或者治不好的患者出院后去了哪里？怎么度过日后的每一天？现实中，癌症晚期患者往往没有合适的地方可去，在家或到基层医疗机构、中医院、民族医院度过生命的最后时光，而这些机构在缓解癌痛及安宁疗护方面的技术、设备和措施并没有充分发展起来。即便是面临死亡，我们也希望癌症患者在没有太大痛苦的情况下离开，这就需要探究如何更好地改善国人的死亡质量。曾在田野点的科室看到过一份回访簿，回访簿里去世的患者就用红笔划掉，第一次看到记录表里红色一片时，我心里充满了震惊和沉重。护士长提及还有不少没有回访到的患者，家属连（医院的）电话都不愿意接，说明患者很可能已经不在了；有时候患者接了电话却很快挂掉，因为对他们来说医院就是治疗时痛苦的记忆；有时候回访电话打过去，家属在电话里恼怒地说"你们医院又要钱又要命"之类的话语。患者及家属的心情及苦痛由此可见一斑。如果患者已经离世，家属会如何经历丧亲之痛？当下的医疗体系，如何去破除"坏消息"的告知问题？如何打破谈论"死亡"的禁忌？这都是本书推动我的持续的研究思考。

在过去的几年中，我和我的学生每隔几天去一次Z医院，倾听患者的故事、观察患者的治疗经历。研究中，我们始终处于矛盾的状态，一方面，不想让研究建立在挖掘患者的痛苦和"揭伤疤"的基础上，另一方面，很多时候又不得不谈到患者的痛苦之处，甚至让他们在我们面前掉眼泪，而我们能做的又十分有限，除了聆听和陪伴，无法给予更多。过去几年的研究，我和我的学生也试图将研究与帮助患者结合起来。我们将疾病叙事用于资料收集中，通过倾听患者对疾病、自我和生活的深入反思，更好地理解患者的疾痛体验，理解疾病对个人和家庭造成的困扰。同时，疾病叙事也是一种干预方法。无论是口头的还是书面的疾病叙事，他们都帮助叙述者（患者或家属）表达改变生活的经历，理清疾病的前因后果，并重新找寻病后生活的意义（涂炯，2015）。在这个患者和研究者双向互动的过程中，我们以为倾听和让患者叙事本身就是一种帮助，甚至在研究的一个阶段还试着探索叙事作为一种干预，想象着在医院安排几轮患者的"茶话会"，组成食管癌患者的互助小组，引导这些罹患同样疾病的患者聚集在一起来分享和倾听彼此的疾病经历。实践中，我们在科室医护人员的帮助下建立了一个由患者及家属组成的微信群，让不同的患者及亲属形成互助，彼此分享沟通患病经历、照护体验。但这个微信群随着里面患者数量的减少（患者离世后，家属退群），也处于一个不怎么活跃的状态。

　　我和学生们也在思考如何给患者带来一些实质的帮助。然而，个人的研究在推动患者期望的医疗政策和制度的变革（如将一些昂贵治疗药物纳入医保）中力量极其有限。尽管如此，我们也试着做一些力所能及的事情：给患者送肿瘤护理的图书，陪伴患者和家属看病，建病友交流的微信群，去患者家探访，去医院给医护人员做讲座、把患者的经历和视角与医护人员分享。然而没有专业的医学知识，我们也生怕帮错了患者，给错了建议。陪伴患者就医的经历还让我反思帮助的边界在哪里？一次陪伴患者就医的过程中，科室的医务人员看到我的陪伴而提供了快速入院的帮助："在帮助这个患者快速就医的过程中，我心里其实充满了内疚，因为无意中帮助了别人，其实就是抢占了很多正在排队却没有关系的患者早日进入医院的机会，有可能其他患者病情更紧急？这种在背后不经意做的一点点改变，会不会如蝴蝶效应影响到很多其他人。有时候做也不是，不做也不是，不知道应该以什么样的方式回馈我的研究对象。"（20190819TJ 田野笔记）当然这些经历对我和学生是极大的触动和成长，我们陪着患者体检和就医，在此过程中跟他们聊天、访谈。我的学生雨竹，在陪伴一对返回医院复查的老年夫妇复查后写道："在到处走的两个小时里，我和×叔、×阿姨一样，都没有吃早饭，也没有喝一口水，没有电梯、去哪里都要等待、态度恶劣的护士没有一个真正清楚地知道流程。无助、困惑和疲倦是我在整个陪伴复查过程中最大的感受，我很难想象，除此之外，×阿姨还要再加上对自己丈夫的担心。对普通人来说，没有专业的医疗知识，在医院里就像一个没头苍蝇处处需要听从安排，心理和生理上的双重压力和疲倦难以承受……最后在等待CT的时候，我们都筋疲力尽，我当时觉得任何访谈都没有这种切身体验来得真切，一切语言在这个时候都不如静静地陪伴。"（20190802YZ 田野笔记）这种真实的跟患者同甘共苦的经历让我们对患者的视角有切身的体会。癌症患者的疾病故事和经历，呈现出人类面对生命困境的存在方式和应对方法，展现了人类顽强的生命力，以及可能面临的生死。恰如 Frank（1991）所言，"病痛的终极价值就是，它教我们懂得了生命的价值；这就是病人为什么不仅仅是施舍对象，他也是值得存在的。病痛和死亡都使我想到了生"。过去五年对癌症患者疾痛体验的研究，让我体验患者的苦痛并深感健康之可贵。每次从 Z 医院离开，看到医院外的人来人往、车水马龙，我都长出一口气，感叹健康真好。疾病提醒着人们停下来思考什么才是生命中最值得珍视的东西，也让作为研究者的我更加珍视健康的每一天。希望本书也能惠及和启发他人，让健康人更加珍惜健康的日子和身体，也让遭遇不幸的人可以更好地应对生命中的苦难。

# 参考文献

## 中文参考文献

艾麦尔，木开台司，2019，《女性癌症患者社会支持网络研究——以乌鲁木齐市 S 医院肿瘤科患者为例》，新疆大学硕士学位论文。

鲍雨，黄盈盈，2014，《经历乳腺癌：疾病与性别情境中的身体认同》，《妇女研究论丛》第 2 期。

陈向明，2000，《质的研究方法与社会科学研究》，北京：教育科学出版社。

董平平，王丽宇，2011，《论中国家庭文化对知情同意原则实践的影响》，《中国医学伦理学》第 2 期。

高柏青，邹德莉，杨力敏，2006，《老年癌症患者病情告知方式与时机的调查》，《解放军护理杂志》第 10 期。

龚霓，方芗，2016，《"造口"患者的社会互动及文化意涵》，《广西民族大学学报》（哲学社会科学版）第 3 期。

郝捷，邵康，2011，《中国食管癌流行病学现状、诊疗现状及未来对策》，《中国癌症杂志》第 7 期。

侯莹，2014，《情性互惠和群体互惠研究——基于北京抗癌乐园的个案研究》，清华大学硕士学位论文。

靳雁，郭小花，袁娟，曹灵，韩睿卓，屈圆圆，2011，《持续质量改进在食管癌患者术后肠内营养的应用》，《护士进修杂志》第 21 期。

赫捷，邵康，2011，《中国食管癌流行病学现状、诊疗现状及未来对策》，《中国癌症杂志》第 7 期。

黄雪薇，王秀丽，张瑛，2001，《癌症患者的信息需求——应否与如何告知癌症诊断》，《中国心理卫生杂志》第 4 期。

黄盈盈，2018，《性/别、身体与故事社会学》，北京：社会科学文献出版社。

黄盈盈，鲍雨，2013，《经历乳腺癌：从"疾病"到"残缺"的女性身体》，《社会》第 2 期。

贾艳聆，黄俊波，谢灵英，李金祥，2014，《晚期癌症患者家属的病情告知态度探究》，《医学与哲学（B）》第 5 期。

卡伦，丽塔，2015，《叙事医学：尊重疾病的故事》，郭莉萍译，北京：北京大学医学出版社。

克莱曼，亚瑟，2010，《病痛的故事：苦难、治愈与人的境况》，方筱丽译，上海：上海译文出版社。

郇建立，2009，《慢性病与人生进程的破坏——评迈克尔·伯里的一个核心概念》，《社会学研究》第 5 期。

郇建立，2014，《乡村慢性病人的生存策略——基于冀南沙村的田野考察》，《思想战线》第 3 期。

李克，于萍，朱远锋，张致新，黄少珊，黄革，马晓红，2002，《中国南方沿海食管癌高发区危险因素研究：吸烟作用》，《肿瘤》第 2 期。

李克，于萍，张致新，黄少珊，黄革，马晓红，2001，《广
    东汕头地区食管癌高发区食物中危险因素的研究》，
    《癌症》第 2 期。

罗洁，吴凤英，郑迪，2012，《知情状况对住院晚期肺癌患
    者生活质量的影响》，《肿瘤防治研究》第 7 期。

桑塔格，苏珊，2003，《疾病的隐喻》，程薇译，上海：上
    海译文出版社。

谭晓静，2018，《农村癌症患者病痛叙述的人类学分析：以
    白杨乡 100 个癌症家庭为例》，《中南民族大学学报》
    （人文社会科学版）第 4 期。

图姆斯，2000，《病患的意义》，邱鸿钟等译，青岛：青岛
    出版社。

涂炯，2015，《疾病叙事：健康领域研究关注点》，《中国社
    会科学报》第 808 期。

涂炯，程瑜，2016，《食管癌患者的疾病解释：理解、合法
    化与意义追寻》，《思想战线》第 3 期。

涂炯，钟就娣，2017，《食管癌患者的身体、自我与身份》，
    《广西民族大学学报》（哲学社会科学版）第 1 期。

涂炯，梅笑，2019，《患者"自主权"再思考——基于 G 市
    Z 医院癌症患者的疾病告知实践研究》，《东南大学学
    报》（哲学社会科学版）第 5 期。

涂炯，周惠容，2019，《移动传播时代社会支持的重构：以
    抖音平台癌症青年为例》，《中国青年研究》第 11 期。

王静，2016，《叙述、形塑和纾解：末期癌症患者的疼痛研究》，华东理工大学硕士学位论文。

王娟娟，2017，《乳腺癌患者的污名建构研究——以云南省 Z 医院患者为例》，云南大学硕士学位论文。

王宁，2002，《代表性还是典型性？——个案的属性与个案研究方法的逻辑基础》，《社会学研究》第 5 期。

徐敏，刘霞，黄润，张仪芝，2016，《食管癌病人术后营养状况的现状分析》，《护理研究》第 16 期。

徐致祥，2003，《农肥、污水与食管癌》，北京：科学出版社。

叶梅，任辉，于晓燕，宋永玲，2010，《癌症病人负性情绪的质性研究》，《护理研究》第 34 期。

余成普，2011，《器官移植病人的后移植生活：一项身体研究》，《开放时代》第 11 期。

余成普，廖志红，2016，《甜蜜的苦难：Ⅰ型糖尿病人的患病经历研究——兼论慢性病的人类学研究路径》，《开放时代》第 4 期。

于正洪，王苏莉，史兆荣，谢昆岭，2009，《老年人恶性肿瘤研究进展》，《现代肿瘤医学》第 7 期。

赵平，陈万青，孔灵芝，2012，《中国癌症发病与死亡 2003 - 2007》，北京：军事医学科学出版社。

张昌钦，2011，《胃癌·食管癌》，南京：江苏科学技术出版社。

张庆宁，卞燕，2007，《综合医院里的临终关怀——妇科肿瘤病房和 ICU 的人类学观察》，《社会科学》第 9 期。

张英涛，孙福川，2004，《论知情同意的中国本土化——中国文化视野中的知情同意走向》，《医学与哲学》第9期。

朱伟，2007，《中国文化环境中的知情同意：理论与实践》，华中科技大学博士学位论文。

## 英文参考文献

Andersen, M. R., Bowen, D. J., Morea, J., Stein, K., et al. (2008). Frequent search for sense by long-term breast cancer survivors associated with reduced HRQOL. *Women & Health*, 47 (4): 19 –37.

Armstrong, D. (1989). *An Outline of Sociology as Applied to Medicine*. London: John Wright.

Audulv, A. (2013). The over time development of chronic illness self-management patterns: a longitudinal qualitative study. *BMC public health*, *13* (1): 452.

Balls, P. (2009). Phenomenology in nursing research: methodology, interviewing and transcribing. *Nursing Times*, 105 (32 –33): 30 –33.

Beauchamp, T. L. & Childress, J. F. (2012). *Principles of Biomedical Ethics*. Oxford: Oxford University Press.

Bell, K. (2009). If it almost kills you that means it's working! Cultural models of chemotherapy expressed in a cancer support group. *Social Science & Medicine*, 68: 169 –176.

Benner, P. (1994). *Interpretive Phenomenology*: *Embodiment*, *Caring*, *and Ethics in Health and Illness*. Sage publications.

Blaxter, M. (1983). The causes of diseases: women talking. *Social Science & Medicine*, 17 (2): 59 - 69.

Blazeby, J. M. , Farndon, J. R. , Donovan, J. L. , & Alderson, D. (2000). *A* prospective longitudinal study examining the quality of life of patients with esophageal cancer. *Cancer*, 88: 1781 - 1787.

Broom, A. & Tovey, P. (2008). Exploring the temporal dimension in cancer patients' experiences of nonbiomedical therapeutics. *Qualitative Health Research*, 18 (12): 1650 - 1661.

Brown, P. (1995). Popular epidemiology, toxic waste, and social movements. in J. Gabe (ed.), *Medicine*, *Risk and Health*. Oxford: Blackwell.

Bury, M. (1982). Chronic illness as biographical disruption. *Sociology of Health and Illness*, 4: 167 - 182.

Bury, M. (1991). The sociology of chronic illness: a review of research and prospects. *Sociology of Health and Illness*, 13 (4): 451 - 468.

Candib, L. (2002). Truth-telling and advance planning at the end of life: problems with autonomy in a multicultural world. *Families*, *Systems & Health*, 20 (3): 213 - 229.

Carel, H. (2016). *Phenomenology of Illness*, New York: Oxford University Press.

Cassell, E. J. (1992). The body of the future. in D. Leder (ed.), *The Body in Medical Thought and Practice.* Springer Science & Business Media. 233 – 249.

Cassell, E. J. (1998). The nature of suffering and the goals of medicine. *Loss, Grief & Care.* 8 (1 – 2): 129 – 142.

Cassell, E. J. (2015). *The Nature of Clinical Medicine: the Return of the Clinician,* New York: Oxford University Press.

Cayless, S. , Forbat, L. , Illingworth, N. , Hubbard, G. , & Kearney, N. (2010). Men with prostate cancer over the first year of illness: their experiences as biographical disruption. *Supportive Care in Cancer,* 18: 11 – 19.

Charmaz, K. (1983). Loss of self: a fundamental form of suffering in the chronically ill. *Sociology of Health and Illness,* 5: 168 – 195.

Charmaz, K. (1990). "Discovering" chronic illness: using grounded theory. *Social Science & Medicine,* 30 (11): 1161 – 1172.

Charmaz, K. (1991). *Good Days, Bad Days: The Self in Chronic Illness and Time.* New Brunswick, N. J. : Rutgers University Press.

Charmaz, K. (1995). The Body, Identity, and Self. *The Sociological Quarterly,* 36 (4): 657 – 680.

Cheston, R. , & Bender, M. (1999). *Understanding Dementi-*

*a*: *The Man with the Worried Eyes.* Jessica Kingsley Publishers.

Clarke, J. (1992). Cancer, heart disease and AIDS, what do the media tell us about these diseases?. *Health Communication*, 4 (2): 105 – 20.

Conrad, P. (1987). The experience of illness: recent and new directions. in A. Roth and P. Conrad (eds.), *Research in the Sociology of Health Care: the Experience and Management of Chronic Illness.* Greenwich: JAJ.

Corbin, J. M. (2003). The body in health and illness. *Qualitative Health Research*, 13 (2): 256 – 267.

Corbin, J. & Strauss, A. (1987). Accompaniments of chronic illness: changes in body, self, biography, and biographical time. *Research in the Sociology of Health Care*, 9: 249 – 281.

Corbin, J & Strauss, A. (1988). *Unending Work and Care: Managing Chronic Illness at Home*, San Francisco & London: Jossey-Bass Publishers.

Coward, R. (1989). *The Whole Truth: the Myth of Alternative Health.* London: Faber and Faber.

Crawford, H. & Wilkinson, H. (2019) The novel use of life grids in a phenomenological study of family carers of people with profound intellectual and multiple disabilities and dysphagia. *Qualitative Health Research*, 29 (4): 589 – 596.

Crompvoets, S. (2012). Prosthetic fantasies: loss, recovery, and the marketing of wholeness after breast cancer. *Social Semiotics*, 22 (1): 107 – 120.

Davison, C., Smith, G. D. and Frankel, S. (1991). Lay epidemiology and the prevention paradox: the implications of coronary candidacy for health promotion. *Sociology of Health and Illness*, 13: 1 – 19.

Diedrich, L. (2007). *Treatments: Language, Politics and the Culture of Illness*. Minneapolis: University of Minnesota Press.

Donovan, T. (2001). The stigma of terminal cancer. in Tom Mason (ed), *Stigma and Social Exclusion in Healthcare*, 246 – 254.

Fan, R. & Li, B. (2004). Truth telling in medicine: the Confucian view. *The Journal of Medicine and Philosophy*, 29 (2): 179 – 193.

Fleischman, S. (1999). I Am…, I Have…, I Suffer from…A Linguist Reflects on the Language of Illness and Disease. *Journal of Medical Humanities*, 20 (1): 3 – 32.

France, E. F., Hunt, K., Dow, C. and Wyke, S. (2013). Do Men's and Women's Accounts of Surviving A Stroke Conform to Frank's Narrative Genres? *Qualitative Health Research*, 23 (12): 1649 – 1659.

Frank, A. (1991). *At the Will of the Body: Reflections on Illness*. Boston: Hough ton Mifflin.

Frank, A. (1995). *The Wounded Storyteller. Body, Illness and Ethics.* Chicago: University of Chicago Press.

Frank, A. (1998). Just Listening: Narrative and Deep Illness. *Families, Systems, & Health,* 16 (3): 197 – 212.

Gareth, W. (2000). Knowledgeable narratives. *Anthropology and Medicine,* 7 (1): 135 – 140.

Giorgi, A. (2005). The phenomenological movement and research in the human sciences. *Nursing Science Quarterly,* 18 (1): 75 – 82.

Gongal, R. P. Vaidya, R. Jha, O. Raijbhandary & M. Watson. (2006). Informing patients about cancer in Nepal: what do people prefer. *Palliative Medicine,* 20 (4): 471 – 476.

Good, B. J. (1994). *Medicine, Rationality and Experience: An Anthropological Perspective.* Cambridge: Cambridge University Press.

Gregg, J., & Curry, R. H. (1994). Explanatory models for cancer among African-American women at two Atlanta neighborhood health centers: the implications for a cancer screening program. *Social Science & Medicine,* 39: 519 – 526.

Hancock, K., Clayton, J., Parker, S., et al. (2007). Truth-telling in discussing prognosis in advanced life-limiting illnesses: a systematic review. *Palliative Medicine,* 21 (6): 507 – 517.

Hawkins, A. H. (1993) *Reconstructing Illness: Studies in*

*Pathography.* West Lafayette: Purdue University Press.

Helman, C. (1985) Disease and pseudo-disease: a case history of pseudo-angina. in R. Hahn and A. Gaines (eds.), *Physicians of Western Medicine: Anthropological Approaches to Theory and Practice.* Dordrecht: D. Reidel. 293 – 331.

Herzlich, C. (1973) *Health and Illness: A Socio-Psychological Approach.* London: Academic Press.

Herzlich, C. & Pierret, J. (1987). *Illness and Self in Society.* Baltimore, MD: Johns Hopkins University Press.

Hydén, L. C. (1997). Illness and narrative. *Sociology of Health & Illness.* 19 (1): 48 – 69.

Jiang, Y., Liu, C., Li, J. Y., et al. (2007). Different attitudes of Chinese patients and their families toward truth telling of different stage of cancer. *Psycho-Oncology*, 16 (10): 928 – 936.

Kelly, M. (1992). Self, identity and radical surgery. *Sociology of Health & Illness*, 14 (3): 390 – 415.

Kerr, A., Ross, E., Jacques, G., et al., (2018). The sociology of cancer: a decade of research. *Sociology of Health & Illness*, 40 (3): 552 – 576.

Kleinman, A. (1980). *Patients and Healers in the Context of Culture.* Berkeley: University of California Press.

Kleinman, A. (1988). *The Illness Narratives: Suffering, Healing and the Human Condition.* New York: Basic Books.

Kleinman, A. , Eisenberg, L. and Good, A. (1978). Culture, illness and cure. *Annals of Internal Medicine*, 88: 251 – 259.

Kleinman, A. & Seeman, D. (2000). Personal experience of illness. in Albrecht, G. L. , Fitzpatrick, R. , Scrimshaw, S. C. (ed.), *Handbook of Social Studies in Health and Medicine*. Thousand Oaks, CA: Sage. 230 – 242.

Lawton, J. (1998). Contemporary hospice care: the sequestration of the unbounded body and dirty dying, *Sociology of Health & Illness*, 20 (2): 123 – 139.

Lawton, J. (2003). Lay experiences of health and illness: past research and future agendas. *Sociology of Health & illness*, 25 (3): 23 – 40.

Leder, D. (1990). *The Absent Body*. Chicago: University of Chicago Press.

Lee, V. (2008). The existential plight of cancer: meaning making as a concrete approach to the intangible search for meaning. *Supportive Care in Cancer*, 16 (7): 779 – 785.

Linn, M. W. , Linn, B. S. & Stein, S. R. (1982). Beliefs about causes of cancer in cancer patients. *Social Science and Medicine*, 16: 835 – 839.

Lupton, D. (2003). *Medicine as Culture: Illness, Disease and the Body in Western Societies*. Sage Publications Ltd.

Lopez, K. A. & Willis, D. G. (2004). Descriptive versus interpretive phenomenology： Their contributions to nursing knowledge. *Qualitative Health Research*, 14 （5）： 726 – 735.

Mathieson, C. M. & Stam, H. J. （1995）. Renegotiating Identity： Cancer Narratives. *Sociology of Health and Illness*, 17 （3）： 283 – 306.

Mattingly, C. & Garro, L. C. （2000）. *Narrative and the Cultural Construction of Illness and Healing*, Berkeley： University of California Press.

McCann, R. （1999）. Lack of evidence about tube feeding-food for thought. *Jama*, 282 （14）： 1380 – 1381.

McElroy, A. & Jezewski, M. A. （2000）. Cultural variation in the experience of health and illness. in *Handbook of Social Studies in Health and Medicine*, London： SAGE Publications Ltd. 191 – 209.

Mishler, E. G. （1984）. *The Discourse of Medicine： Dialectics of Medical Interviews*. Norwood： Alex Publishing Corporation.

Moberireek, A. F. , Al-Kassimi, F. , Al-Zahrani, K. , et al. （2008）. Information disclosure and decision-making： the Middle East versus the Far East and the West. *Journal of Medical Ethics*, 34 （4）： 225 – 229.

Nie, J. B. （2011）. The "cultural differences" argument and its misconceptions： the return of medical truth-telling in China. in A. Rudnick （ed. ）, *Bioethics in the 21st Century*. Rijeka, Croatia： InTech.

Pang, M. S. (1999). Protective truthfulness: the Chinese way of safeguarding patients in informed treatment decisions. *Journal of Medical Ethics*, 25 (3): 247 –253.

Parsons, T. (1951). *The Social System.* London: Routledge & Kegan Paul.

Paterson, B. L., Thorne, S., & Dewis, M. (1998). Adapting to and managing diabetes. *Image: The Journal of Nursing Scholarship*, *30* (1), 57 –62.

Penner, J. L. & Clement, S. E. (2008). Using phenomenology to examine the experiences of family caregivers of patients with advanced head and neck cancer: Reflections of a novice researcher. *International Journal of Qualitative Methods*, 72: 92 –101.

Pierret, J. (2003). The illness experience: state of knowledge and perspectives for research. *Sociology of Health & Illness*, 25: 4 –22.

Power, P. W., & Orto, A. E. D. (2004) . *Families Living with Chronic Illness and Disability: Interventions, Challenges, and Opportunities.* New York: Springer Publishing Company.

Radley, A. & Bell, S. E. (2007) Artworks, collective experience and claims for social justice: The case of women living with breast cancer. *Sociology of Health & Illness*, 29 (3): 366 –90.

Rathor, M. Y. , Shah, A. & Hasmoni. M. H. （2016）. Is au-
tonomy an universal value of human existence? Scope of au-
tonomy in medical practice. *International Medical Journal
Malaysia*, 15 （1）: 81 – 88.

Sanders, C. , Donovan, J. Dieppe P. （2002）. The signifi-
cance and consequences of having painful and disabled
joints in older age: co-existing accounts of normal and dis-
rupted biographies. *Sociology of Health & Illness*, 24 （2）:
227 – 253.

Smith, D. W. （2013）. Phenomenology. in E. N. Zalta （ed.）
*The Stanford Encyclopedia of Philosophy*. Stanford: Stan-
ford University.

Smith, J. , Flowers, P. & Larkin, M. （2009）. *Interpretative
Phenomenological Analysis: Theory, Method and Research*.
London: Sage.

Solbraekke, K. N. & Lorem, G. （2016）. Breast-cancer-isation
explored: Social experiences of gynaecological cancer in a
Norwegian context. *Sociology of Health & Illness*, 38 （8）:
1258 – 1271.

Strauss, A. L. （1984）. Social worlds and their segmentation
processes. *Studies in Symbolic Interaction*, 5, 123 – 139.

Strauss, A. , Corbin, J. , Fagerhaugh, S. et al. （1984）.
*Chronic Illness and the Quality of Life*. St. Louis: CV Mos-
by.

Suchman, E. A. (1965). Social Patterns of Illness and Medical Care. *Journal of Health and Human Behavior*, 6: 2 – 16.

Surbone. A. (2004). Persisting differences in truth telling throughout the Adjustment to threatening events: A theory of cognitive adaptation world. *Support Care Cancer*, 12 (3): 143 – 146.

Svenaeus, F. (2009). The phenomenology of falling ill: an explication, critique and improvement of Sartre's theory of embodiment and alienation. *Human Studies*, 32 (1): 53 – 66.

Taleporos, G. & McCabe, M. (2002). Body image and physical disability-personal perspectives. *Social Science & Medicine*, 54 (6): 971 – 980.

Taylor, S. E. (1983). Adjustment to threatening events: A theory of cognitive adaptation. *American Psychologist*, 38 (11): 1161 – 1173.

Toombs, S. K. (2001). Introduction: Phenomenology and Medicine. in S. K Toombs (ed.), *Handbook of Phenomenology and Medicine*. Dordrecht, Boston, London: Kluwer.

Towsley, G., Beck, S. L. & Watkins, J. F. (2007). "Learning to live with it": Coping with the transition to cancer survivorship in older adults. *Journal of Aging Studies*, 21 (2): 93 – 106.

Tse, C. Y., Chong, A. & Fok, S. Y. (2003). Breaking bad

news: a Chinese perspective. *Palliative Medicine*, 17 (4):
339 – 343.

Turner, B. S. (1991). Review article: missing bodies-towards
a sociology of embodiment. *Sociology of Health & Illness.* 13
(2): 265 – 273.

Uretsky, E. (2011). The Risk of Success: Cultural Determi-
nants of Chronic Disease and Sexually Transmitted Infections
among Urban Chinese Men. *Health Promotion International*,
26 (2): 212 – 219.

Vicklund, P. , Wengstrom, Y. , Rouvelas, I. , et al. (2006).
Quality of Life and Persisting Symptoms after Oesophageal
Cancer Surgery. *European Journal of Cancer*, 42: 1407 –
1414.

Vilhauer, R. P. (2009). Perceived benefits of online support
groups for women with metastatic breast cancer, *Women &
Health*, 49 (5): 381 – 404.

Wainwright, D. , Donovan, J. L. , Kavadas, V. , et al. (2007).
Remapping the body: learning to eat again after surgery for
esophageal cancer. *Qualitative Health Research*, 17 (6):
759 – 771.

Wang, L. D. , et al. (2010). Genome-wide association study
of esophageal squamous cell carcinoma in Chinese subjects
identifies susceptibility loci at PLCE1 and C20orf54. *Nature
genetics*, 42 (9): 759 – 763.

Wang, S. Y., Chen, C. H., Chen, Y. S. *et al.* (2004). The attitude toward truth telling of cancer in Taiwan. *Journal of Psychosomatic Research*, 57 (1): 53 – 58.

Wardlow, H., Smith, D. J., Phinney, H., et al. (2009). *The Secret: Love, Marriage, and HIV*, Nashville, TN.: Vanderbilt University Press.

Weigert, A., Teitge, J. and Teitge, D. (1986). *Society and Identity: Towards a Sociological Psychology*. Cambridge: Cambridge University Press.

Weitz, R. (2006). *The Sociology of Health, Illness, and Health Care: A Critical Approach*. Wadsworth Publishing.

Wiener, C. L., & Dodd, M. J. (1993). Coping Amid Uncertainty: An Illness Trajectory Perspective. *Scholarly Inquiry for Nursing Practice: An International Journal*, 7 (1): 17 – 31.

Williams, G. H. (1984) The genesis of chronic illness: narrative reconstruction. *Sociology of Health and Illness*, 6: 175 – 200.

Williams, G. H. & Popay, J. (1994). Lay knowledge and the privilege of experience. in J. Gabe, D. Kelleher, G. H. Williams (eds.). *Challenging Medicine*. London: Routledge.

Williams, S. J. (2000). Chronic illness as biographical disruption or biographical disruption as chronic illness? Reflections on a core concept. *Sociology of Health and Illness*, 22

（1）：40 – 67.

Yang, Y. L. , Liu, L. , Wang, Y. et al. （2013）. The prevalence of depression and anxiety among Chinese adults with cancer: a systematic review and meta-analysis. *BMC Cancer*, 13: 393.

Zeiler, K. （2010）. A phenomenological analysis of bodily self-awareness in the experience of pain and pleasure. *Medicine, Health Care and Philosophy*. 13 （4）: 333 – 42.

# 后记
## 一些延续的思考

在本书的校对和修订过程中，正值新冠病毒肺炎疫情在我国和全球的快速暴发期，疫情是人类的灾难性事件，对我的研究也带来了极大的冲击性思考。我们一直以为人口老龄化及现代社会医疗技术的发展，会让传染性疾病慢慢地淡出人们的视线，医疗体系也应该将重点放到应对慢性疾病中，如癌症、心脑血管疾病、高血压、糖尿病。这也是我研究中一直秉持的信念。但新冠疫情的暴发，以及离我们并不遥远的SARS、埃博拉等流行病的发生，警示我们传染性疾病并没有远去，反而因现代社会人和物的快速流动而更容易扩散。最新的报道也说传染病每年新发一种，这促使研究者不得不去思考当今的医疗体系应该如何更好地兼顾传染性疾病和慢性疾病。

新冠病毒肺炎疫情的发生不仅仅影响那些感染病毒的人，也影响那些身患其他疾病的患者。因为医疗资源在疫情期间被重新调配，这影响到人们的正常就医。疫情期间我一直在关注癌症患者的情况，看到不少患者因为疫情暴发而无法获得及时的诊治，错过最佳治疗时间。其他身患重疾或需要定期到医院接受治疗的患者也面临治疗被暂时中断或延迟的情况。

疫情的发生也让死亡、临终和丧亲之痛凸显在公众的视线之下。我对临终和死亡的研究兴趣源于对癌症患者的研究。患癌被认为是最好也是最不好的死亡方式：好在疾病来得漫长，让人们有充分的准备来面对死亡，与亲人告别并完成个人的心愿；不好则在于患者往往会经历巨大的苦痛，且治疗费用极其昂贵，给患者及其家人都带来无尽的折磨。我一直认为癌症是研究死亡并探索安宁疗护最好的入口。然而，疫情的暴发却让我重新反思死亡。疫情期间的死亡大多来得突然，患者和家人都没有准备，死亡之际亲人无法见面、没有告别，死后也没有追悼的仪式，这些都更增加家庭的苦痛和遗憾。在这个特殊的时期，我们更需要呼吁安宁疗护、临终关怀事业的快速推进。临终关怀不仅仅关怀逝者，也帮助逝者家庭顺利度过丧亲之痛。个体的死亡质量关系着生命的整体质量，更与社会文明程度密切相关，是人类社会应对疾病、灾难不得不面临的问题。

患病个体疾痛体验的重要组成部分是他们与医疗系统打交道的经历。患者在医院被深深地隔绝和异化对很多人并不陌生，在本书中也被谈及。在 Z 医院调查期间，很长一段时间我每次走出医院大门，看到外面车水马龙的热闹街景都感觉回到了"人间"——正常的生活世界。而每次田野调查后，我都需要几天时间来鼓起勇气下一次再迈进医院。医院里那种压抑的感觉让人不自觉地想要逃离或者用正常的生活来稀释这种压抑之感。但医护人员、患者及其家人不得不每日面对这样的环境。新冠病毒肺炎疫情期间，相信患者的隔绝、异化之感会更加强烈，因为他们是被隔离的群体，没有家人探望，也不能与他人互动，日常面对的不是身穿白大褂、面容可见的医护人员，而是身穿防护服、看不清面容的医护人员。虽然这样的隔离是短暂的，但留给患者"刻骨铭心"的记忆怕是一辈子都难以忘怀。"没有人是一座孤岛"，不管是身患癌症的慢性病患者，还是感染新冠病毒的急症患者，他们的"私人炼狱"都需要得到更多人的理解，漫长的住院或短暂的隔离体验都需要被审视，进而思考可以改进的空间。

在修改这本书稿的时候，我在准备参加将于 2020 年 4 月在丹麦哥本哈根大学举行的国际会议——"21 世纪的慢病生存"。会议组织者邀请我会后多留下几天，单独做一个关于中国健康的讲座。本计划就过去几年对中国癌症患者的研究及本书的内容做报告，在另一种语言环境下反思中国患者或独特或普遍的疾痛经历，但一周前突然被告知会议将推迟到 2021 年再召开。会议组织者告知，来自世界各地超过 400 位学者因为疫情无法顺利旅行，而丹麦也突然成为疫情重灾区，开始关闭边境。一群研究慢性疾病的社会科学者，因为传染性疾病的暴发而中断了期待已久的学术交流，这是否在提示我们研究的视野需要更加开放，学科间需要更多融合？医学社会学其实从没有忽视过传染病，早期研究把人们的患病行为分为日常小病的应对、急性病的应对、慢性病的应对，以及威胁生命的重病的应对，这些都在社会学的视野下。①

---

① Alonzo, A. A. (1984). An illness behavior paradigm: a conceptual exploration of a situational-adaptation perspective, *Social Science & Medicine*, 19 (5): 499–510.

时至今日，我们似乎也应该有一个更包容的视角来看待人类社会所经历的疾病与苦痛。

当然，疾病不仅带来痛苦，它也催人思考，给人智慧。我想这次疫情之后，很多人会如同经历过癌症的重疾患者一样，变得更加珍视健康、亲情、友谊，以及我们之前视为理所当然的一切，如不戴口罩的正常呼吸、自由的移动、畅快的聚会……值得欣慰的是，疫情在中国很快被控制住，且在最新颁布的《健康中国行动（2019—2030 年）》①里面，传染性疾病和慢性病防控都被纳入详细规划中。和本书直接相关的癌症防治行动作为重大行动之一被重点提及，并分别从个人、社会和政府层面做了规划。希望在有顶层设计支持的同时，医疗服务和社会体系能更加有效地做出变革以改善癌症患者的健康福祉。

最后，感谢社会科学文献出版社政法传媒分社社长王绯和黄金平编辑为本书出版做的大量工作。黄金平编辑细致的校对让我获益匪浅，很多在我写作中完全看不出来的错误被一一修订。感谢社会科学文献出版社为中国社会科学研究发展做出的巨大贡献。希望人间疾病与苦难更少，健康与快乐更多！

涂 炯

2020 年 3 月 18 日

---

① 《健康中国行动（2019—2030 年）》，http://www.gov.cn/xinwen/2019-07/15/content_5409694.htm。

图书在版编目（CIP）数据

癌症患者的疾痛故事：基于一所肿瘤医院的现象学
研究／涂炯著. -- 北京：社会科学文献出版社，
2020.5（2022.4 重印）
（中山大学社会学文库）
ISBN 978 - 7 - 5201 - 6526 - 6

Ⅰ.①癌…　Ⅱ.①涂…　Ⅲ.①肿瘤医院 - 社会医学 -
研究 - 中国　Ⅳ.①R1

中国版本图书馆 CIP 数据核字（2020）第 060781 号

中山大学社会学文库
癌症患者的疾痛故事：基于一所肿瘤医院的现象学研究

著　　者／涂　炯

出 版 人／王利民
责任编辑／黄金平
责任印制／王京美

出　　版／社会科学文献出版社·政法传媒分社（010）59367156
　　　　　地址：北京市北三环中路甲 29 号院华龙大厦　邮编：100029
　　　　　网址：www.ssap.com.cn
发　　行／社会科学文献出版社（010）59367028
印　　装／三河市尚艺印装有限公司

规　　格／开　本：787mm×1092mm　1/16
　　　　　印　张：14.5　字　数：141 千字
版　　次／2020 年 5 月第 1 版　2022 年 4 月第 4 次印刷
书　　号／ISBN 978 - 7 - 5201 - 6526 - 6
定　　价／85.00 元

读者服务电话：4008918866